国家卫生健康委员会"十四五"规划教材配套教材

全国高等学校配套教材

供医学影像技术专业用

医学影像成像理论实验教程

第2版

U0285129

主　编　汪红志　李真林

副主编　王进喜　董现玲　张　翔　余　瑛

编　委（以姓氏笔画为序）

王　川（首都医科大学）　　　　陈珊珊（上海健康医学院）

王进喜（山东第一医科大学）　　陈清威（包头医学院）

王紫薇（四川大学华西医院）　　武　杰（上海理工大学）

乔丽华（河北医科大学）　　　　周　旸（重庆医科大学）

刘　念（川北医学院）　　　　　赵添羽（齐齐哈尔医学院）

李永生（牡丹江医科大学）　　　赵慧慧（山东第一医科大学）

李真林（四川大学华西医院）　　郝晨汝（河北医科大学）

杨　旭（西安医学院）　　　　　荣　康（滨州医学院）

余　瑛（江西中医药大学）　　　徐建忠（牡丹江医科大学）

汪红志（华东师范大学）　　　　董现玲（承德医学院）

张　翔（赣南医科大学）　　　　程敬海（上海健康医学院）

陈国勇（四川大学华西医院）

编写秘书　陈珊珊（上海健康医学院）

人民卫生出版社

·北　京·

图书在版编目（CIP）数据

医学影像成像理论实验教程 / 汪红志，李真林主编.
2 版. -- 北京 ：人民卫生出版社，2024. 10. --（全国
高等学校医学影像技术专业第二轮规划教材）. -- ISBN
978-7-117-37030-1

Ⅰ. R445

中国国家版本馆 CIP 数据核字第 2024ED6855 号

人卫智网	www.ipmph.com	医学教育、学术、考试、健康， 购书智慧智能综合服务平台
人卫官网	www.pmph.com	人卫官方资讯发布平台

医学影像成像理论实验教程

Yixue Yingxiang Chengxiang Lilun Shiyan Jiaocheng

第 2 版

主　　编：汪红志　李真林

出版发行：人民卫生出版社（中继线 010-59780011）

地　　址：北京市朝阳区潘家园南里 19 号

邮　　编：100021

E - mail：pmph @ pmph.com

购书热线：010-59787592　010-59787584　010-65264830

印　　刷：三河市尚艺印装有限公司

经　　销：新华书店

开　　本：787×1092　1/16　　印张：12

字　　数：307 千字

版　　次：2017 年 8 月第 1 版　　2024 年 10 月第 2 版

印　　次：2024 年 11 月第 1 次印刷

标准书号：ISBN 978-7-117-37030-1

定　　价：45.00 元

打击盗版举报电话：010-59787491　E-mail：WQ @ pmph.com

质量问题联系电话：010-59787234　E-mail：zhiliang @ pmph.com

数字融合服务电话：4001118166　　E-mail：zengzhi @ pmph.com

前　言

本教材是全国高等学校医学影像技术专业第二轮规划教材《医学影像成像理论》(第2版)的配套教材。医学影像技术是理、工、医交叉的新型学科,培养的是应用型人才。"医学影像成像理论"这门课程理论知识内容较难,在理解成像理论与医学影像结合上难度很大,但这些内容可通过学生实验,转化成可视化、具象化的实验数据与实验现象,不但解决了学生专业能力理论支撑问题,也解决了交叉学科理论应用的问题,既有利于培养医学影像技术应用型人才,又有助于增强学生动手实践能力。

为适应医学影像技术学科的高速发展,我们根据医学影像成像理论教学内容,在实验教材编写上遵循了深入浅出、实验难易程度适当原则,主要让学生在实验中加深对医学影像成像理论的理解,既能保证学生掌握基本实验技能及方法,又能培养学生对实验仪器及实验结果的分析能力。

在实验项目选择上,我们对第一版《医学影像成像理论实验教程》的30个实验项目经过梳理分析后进行了大幅调整。主要基于四个方面的考虑:①必须是与医学影像成像理论直接相关的实验内容。关系不密切的,或者属于其他教材所述内容的,本实验教材不再纳入。如光电效应和普朗克常量的测量(属于近代物理内容)、放射线测量(属于放射物理或核测量内容)、射频线圈调谐与匹配(属于影像设备学内容)等实验,这一版都不再纳入。②必须是有实际条件可开设的实验。现实条件下不能开展的实验项目不再纳入,比如涉及射线曝光或者放射源的真机实验,很多学校没有射线使用资质,因此无法实际开展。③最好是能针对批量学生开展的实验。基于单台昂贵设备的实验,主要用于演示性教学,大部分学生只能观看,不能动手操作。④实验选择性方面,考虑到部分高校目前正在开设的实验项目,将第一版实验中属于成像理论的真机实验,单独作为一部分保留。

基于上述考虑,本教材的实验项目分为真机实验和仿真实验两部分,一共40个实验项目。真机实验为了对接传统,增加实验开设的可选择性,一共设有10个实验项目,包括4个X线成像原理实验,1个CT成像原理实验,5个MRI成像原理实验。仿真实验主要满足不受实验条件限制并且能针对大量学生开展批量操作性实验的需求。仿真实验一共30个,大幅增加了可开设的实验内容,包括6个X线成像原理实验,5个CT成像原理实验,14个MRI成像原理实验,5个PET成像原理实验。内容上涵盖了四大医学影像模式,系统性较强,其中X线成像原理仿真实验和PET成像原理仿真实验为本轮教材首次出现。仿真实验基于国内自行研发的医学影像数值仿真仪器开展,通过对四大医学影像模式的成像机理进行物理、数学建模后,经数值计算模拟给出不同实验条件下的实验结果,在科学性上与真机实验效果一致,但避免了真机的昂贵成本、占地大、有电离辐射危害、易损坏、不便于开展批量实验等不足。

由于本教材编委来自全国各个省市的不同院校,代表了不同院校对教材内容的需求情况,

3

因而编写出来的教材适用面更加广泛。因编者水平有限,实验平台也在不断完善升级,若有理解不够深入、考虑不够全面的地方,敬请各位同行、学者和同学们提出宝贵的意见和建议,以便今后再版修订时改进。

编　者

2024 年 1 月

目　录

第一部分　真机实验

第二部分　仿真实验

数字资源

数字彩图

第一部分　真机实验

实验一　X线摄影条件管电压、曝光时间的检测与半价层测量

一、实验目标

(一) 知识目标

熟悉 X 线质与量的影响因素。

(二) 能力目标

能够通过实验操作,掌握 X 线摄影条件管电压(kV)、曝光时间(s)的检测和半价层测量的方法。

(三) 素质目标

理解 X 线滤过及防护的意义,提升辐射防护意识。

二、实验器材

X 线机、X 线 QA 检测箱。

三、实验原理

1. **X线质与管电压**　X 线质表示 X 线的硬度,即 X 线穿透物质的能力,与光子能量有关。在 X 线诊断中,常以 X 线管曝光时的管电压(kV)近似描述 X 线的质。管电压值越高,电子的动能越大,其到达阳极靶面的速度越快,产生连续 X 线的波长越短,穿透物质的能力越强。管电压不仅决定了 X 线的穿透能力,而且控制着图像对比度,选择不同的管电压,就可以得到密度、对比度、层次不同的影像。

2. **X线质与半价层**　半价层(half value layer,HVL)又称半值层,用来表示 X 线的质,指使一束 X 线的强度衰减到其初始值一半时所需要的标准物质的厚度。诊断用 X 线通常用铝作为表示 HVL 的物质,HVL 越大表示 X 线的质越硬。

3. **X线的量与曝光时间(s)**　X 线的量表示 X 线束中的光子数,是 X 线能量在一定时间内的积累。管电压一定时,管电流(mA)的大小反映了阴极灯丝发射电子的情况,管电流越大,单位时间撞击阳极靶的电子数越多,产生的 X 线光子数也成正比增加;曝光时间(s)越长,X线的量成正比增加。在 X 线诊断中,通常用 X 线的管电流(mA)与曝光时间(s)的乘积间接表示 X 线的量,称为曝光量。在相同的管电压条件下,选用不同的曝光量,获得的影像密度是不同的。

四、仪器介绍

X线 QA 检测箱由主机、电离室、管电压探头、电缆、检测支架和一套 HVL 过滤片等组成，其主要功能是通过一次曝光可获得 X 线机的剂量、曝光时间和管电压等性能指标。目前 X 线性能 QA 检测的探测器主要有 2 种：电离室和半导体。

1. 电离室探测技术 电离室是一种利用带电粒子对气体进行电离作用的探测器，其主要结构是在密封的充有气体的室内置有阳极和阴极，阳极和阴极间加一定的电压。当带电粒子进入电离室，引起气体电离，产生电子和正离子，在电场作用下分别向阳极和阴极漂移，极间形成电流，与阴极相连的电阻上出现一个电压脉冲。这个电压脉冲的幅度代表进入粒子的电荷量的大小，因此可对粒子计数，还可通过脉冲的幅度了解粒子的性质和能量。电离室分为半导体电离室和空气电离室，前者是主要用于检测医用 X 线或透视过程中被检查者受到的剂量面积乘积的透射电离室；后者主要用于测量有用射线束某一处位置的累积剂量和剂量强度，从辐射水平可分为高剂量率、中剂量率和低剂量率三种，由于探头大小与灵敏度成正比，因此，对于低剂量率通常选用容积较大的电离室。

2. 半导体探测技术 半导体探测技术是用半导体材料制成的将射线能量转换成电信号的探测器，又称半导体计数器。实质上，它是半导体材料高掺杂的较大体积的晶体二极管。当入射粒子进入半导体探测器后，产生空穴-电子对，这些空穴-电子对被探测器两电极的电场分开，并分别被阴极和阳极收集，产生同射线粒子输出的能量成正比的输出脉冲信号，从而可探测射线的强度。用于 X 线诊断剂量检测的半导体探测器通常选用硅二极管，使用时在两电极施加较低的直流电压，当受到辐射时，会产生空穴-电子对。在外电场作用下，电子和空穴向两极漂移，从而在外回路形成信号电流。半导体探测器对低能辐射探测效率高，高能时探测效率会下降。

五、内容与步骤

1. 管电压与曝光时间的检测

（1）将 X 线探测器水平放置，调整 X 线管焦点到探测器的距离为 100cm。

（2）连接 X 线 QA 检测箱检测所需的电离室及管电压传感器，将电离室放置在探测器中心，调整合适的照射野（刚好包括电离室即可）。

（3）打开检测仪的电源开关，仪器自动进行自检，自检通过后调节仪器检测功能菜单至需要检测的项目。旋转"SELECT"拨盘会出现菜单选择，点击"ENTER"按钮激活菜单选择并开始测量。菜单选择依赖于传感器与安装在控制单元中的几个选项。

（4）将 X 线 QA 检测箱菜单调至"Auto Dose"挡，X 线机调节至适当的投照参数后进行曝光。

（5）读取仪器上显示的参数（管电压与曝光时间），将测量数据分别填入表 1-1、表 1-2。

（6）使用完毕取下电离室及传感器，关闭电源开关。

2. 半价层的测量

（1）将 X 线探测器水平放置，调整 X 线管焦点到探测器的距离为 100cm。

（2）连接 X 线 QA 检测箱检测所需的电离室，将电离室放置在探测器中心，支架放于探测器上方 50cm（即 $\frac{1}{2}$ SID）处，调整合适的照射野（刚好包括电离室即可）。

（3）打开检测仪的电源开关,仪器自动进行自检,自检通过后调节仪器检测功能菜单至"Auto Dose"。

（4）X线机调节至适当的投照参数后进行曝光(管电压60kV,管电流100mA,曝光时间0.1s)。

（5）读取仪器上显示的剂量数值,将测量数据填入表1-3。

（6）在电离室上方支架的托盘中放置铝片,同样投照参数下再次曝光、读数;逐渐增加铝片厚度,直至所读数值为初始值一半,此时铝片厚度即为所测管电压的半价层,将测量数据填入表1-3。

（7）管电流与曝光时间不变,将管电压改为80kV和100kV,分别重复步骤（3）至步骤（5）,记录所测剂量数值,直至测出两种管电压线质的半价层,将测量数据填入表1-3。

（8）使用完毕取下电离室,关闭电源开关。

六、数据处理与结果

表1-1　管电压检测数据

管电压设定值/kV	测量值1/kV	测量值2/kV	测量值3/kV	平均值/kV	误差/%
60					
90					
120					

表1-2　曝光时间检测数据

曝光时间设定值/ms	测量值1/ms	测量值2/ms	测量值3/ms	平均值/ms	误差/%
50					
200					
500					

表1-3　不同管电压的X线质半价层测量数据

管电压/kV	剂量/mGy	半剂量/mGy	半价层/mm
60			
80			
100			

七、仪器使用注意事项

1. 开动仪器电源前,需要连接一个兼容的传感器,会开始全面地核查所有功能,进行如下自行检验:显示检验、电离室电压检验、电池检验、传感器连接紧固性检验等。

2. 当主机开启后,自动调零,此模式会自动扣除本底读数,让操作者进行低水平测量时,得到更准确的结果。

3. 配合不同探头,进行管电压、曝光时间、剂量、HVL等测量。

4. 运行环境,5~45℃,相对湿度 <95%,无凝结。

5. 贮存环境,−40~65℃。

八、思考与讨论

1. X 线摄影条件(管电压与曝光时间)如何影响成像效果?

2. 什么是 X 线的质和 X 线的量?

3. 什么是半价层? 简述半价层在 X 线防护中的意义。

(荣　康　陈清威)

实验二　X线照片密度的测量

一、实验目标

(一) 知识目标
熟悉X线照片密度的形成原理。

(二) 能力目标
能够通过实验练习,掌握X线照片密度的测量方法。

(三) 素质目标
培养分析问题与解决问题的能力。

二、实验器材

透射密度计、五阶灰度片、X线照片。

三、实验原理

1. X线照片的密度　X线胶片的感光层乳胶体中均匀分布着卤化银颗粒。胶片被X线照射后,经显影、定影,胶片感光层中的卤化银被还原成金属银残留在胶片上,形成由金属银颗粒组成的不同黑化程度的影像,即X线照片的密度。它是构成X线照片影像的基本要素。

2. X线照片的光学密度　对X线照片的观察必须通过透射光进行,光线透过具有不同密度的照片后会造成透过光强的强弱变化。透过照片光强的多少,即进入人眼光强的多少,是由照片的阻光能力决定的,这种光透过量的变化可用照片的透光率 T 和阻光率 O 表示。

若入射光强度为 I_0,透过照片的光强度为 I,则 $T=I/I_0$;O 为透光率的倒数,则 $O=I_0/I$。

当进入人眼的光强分别是 10cd、100cd、1 000cd……成等比级数关系时,人眼感受光强却是 1、2、3……成等差级数关系,这表明人眼对光强度差别的生理反应符合常用对数关系。因此,将照片阻光率的常用对数值称为照片的光学密度,一般用 D 表示:

$$D = \lg \frac{I_0}{I} \tag{2-1}$$

X线照片影像的密度可以用光密度计在照片上直接测出,并以密度值的形式进行数字式读取或用密度曲线进行表达。

四、仪器介绍

透射密度计主要由光源、光电探头、转换器、放大器、驱动器、同步检波器、A/D转换器、微电脑和显示器等构成。当仪器工作时,由电脑产生的交流信号,送入驱动器再去点燃光源。光电探测器获得的交变信号由转换器进行转换,再经放大器、同步检波器转为直流。A/D转换器把直流信号变为数字量即可直接由电脑进行各项处理,自行计算出密度,并同时显示在显示屏上。密度范围:0.00~4.00;光孔大小:2mm。其特点是读数准确、稳定性好、操作方便等。

五、内容与步骤

1. 按"ON/OFF"键,打开主机电源,并清零操作。

2. 将五阶灰度片放到"Aperture"上。

3. 缓慢打开仪器的"Photo Head"部分,让"Photo Head"接触到胶片,稍微用点力按住仪器的"Photo Head"部分。

4. 按"LAMP"键,点亮光源灯(持续亮3秒)。

5. 按"READ"键,读取胶片的光密度值。

6. 缓慢松开仪器的"Photo Head"部分,回到原始位置,依次测量其余部分。

7. 移走测试完的五阶灰度片,将测量数据填入表2-1。

8. 按2到7的步骤,测试其他胶片不同位置的光密度值,将测量数据填入表2-2。

9. 测量完毕,关闭电源开关。

六、数据处理与结果

表2-1 五阶灰度片密度值

	第一阶(D_1)	第二阶(D_2)	第三阶(D_3)	第四阶(D_4)	第五阶(D_5)
光学密度值(D)					

表2-2 X线照片密度值

	颈椎	肺	胸椎	肝脏	腰椎	脂肪	空气
光学密度值(D)							

七、仪器使用注意事项

1. 仪器使用和保存时要注意防尘、防潮、防酸碱物质,应远离高频电磁场的干扰。

2. 仪器所附的标准密度片要注意防污,操作者在对仪器读数产生怀疑的时候可以启用此密度片。

3. 关闭电源后须经数秒钟再开机。

4. 显示器读数超出4.00时,测量数据仍具有参考价值。

八、思考与讨论

1. 构成X线照片影像的基本要素有哪些?

2. 简述X线照片密度的形成原理。

3. 影响照片密度的因素有哪些?

（荣 康 陈清威）

实验三　焦点半影对图像质量的影响

一、实验目标

(一) 知识目标
理解放大摄影的放大率要求、焦点半影（penumbra）对图像质量的影响。

(二) 能力目标
通过不同X线摄影条件调节,掌握X线图像质量控制基本方法。

(三) 素质目标
培养批判性思维和严谨细致的探究能力。

二、实验器材

数字X线摄影设备、线对卡、13cm厚水模。

三、实验原理

成像时,当X线管焦点半影(H)大于0.2mm时,影像模糊。H大小可由图3-1的几何关系得出:$H=F(M-1)=F(b/a)$,F为摄影用焦点大小,M为放大率。

四、内容及步骤

1. 应用放大率约等于0的几何投影关系对线对卡摄影,摄影条件:a=65cm,b≈0cm,大焦点F=1.2mm,50kV,500mA,8ms,半影H≈0mm,线对卡影像清晰锐利,如图3-2所示。

2. 应用放大率M=1.625的几何投影关系对线对卡摄影,摄影条件:a=40cm,b=25cm,大焦点F=1.2mm,50kV,500mA,8ms,半影H=1.2×(25/40)=0.75mm,线对卡影像边缘模糊,成像如图3-3所示。

3. 加13cm厚的水模作为X线吸收及散射体,应用放大率约等于0的几何投影关系对线对卡摄影,摄影条件:a=56cm,b≈0cm,大焦点F=1.2mm,65kV,500mA,50ms,半影H≈0mm,线对卡影像清晰锐利,如图3-4所示。

4. 加13cm厚的水模作为X线吸收及散射体,应用放大率M=1.8的几何投影关系对线对

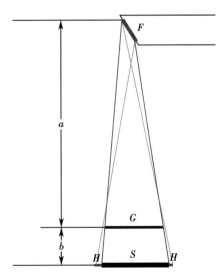

图3-1　X线摄影半影示意图

F:焦点大小;G:成像物体大小;S:物体成像大小(即本影,umbra);H:焦点半影(penumbra);a:焦点到成像物体的距离;b:物体到成像探测器的距离。

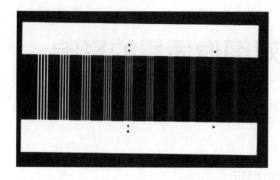

图 3-2　半影 $H \approx 0$mm，图像清晰锐利

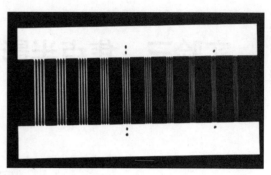

图 3-3　半影 $H = 0.75$mm，图像模糊，尤其在线对卡高空间频率区

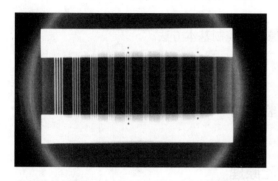

图 3-4　半影 $H \approx 0$mm，加 13cm 水模散射体，图像清晰锐利

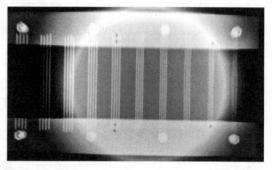

图 3-5　半影 $H = 0.96$mm，加 13cm 水散射体，图像模糊

卡摄影，摄影条件：$a = 35$cm，$b \approx 28$cm，大焦点 $F = 1.2$mm，65kV，500mA，50ms，半影 $H = 1.2 \times (28/35) = 0.96$mm，线对卡影像边缘模糊，如图 3-5 所示。

五、思考与讨论

1. 半影理论对 X 线摄影操作的指导作用有哪些？
2. 减小半影的有效措施有哪些？
3. 改变焦点到探测器的距离如何影响半影？

（荣　康　陈清威）

实验四　X线吸收和特征谱测量

一、实验目标

（一）知识目标

1. 了解 X 线与物质的相互作用,及其在物质中的吸收规律。
2. 测量不同能量的 X 线在金属铝中的吸收系数。
3. 了解元素的特征 X 线能量与原子序数的关系。

（二）能力目标

能通过操作实验设备,提高实验操作能力,获得准确的实验结果,并用理论解释实验结果。

（三）素质目标

通过了解和掌握 X 线特征谱的基本理论、测量方法,培养科学素养和探索精神。

二、实验器材

1. 仪器设备

（1）高压电源 FH426B 1 台。
（2）电荷灵敏放大器 FH423 1 台。
（3）单道分析器 FH430 1 台。
（4）定标器 FH408B 1 台。
（5）多道分析器 FH427 1 台。
（6）放射源 ^{238}Pu（10mCi）1 个。
（7）正比计数器 1 个。
（8）铝吸收片 4mg/cm^2 10 片。
（9）样品 Ti、V、Cr、Mn、Fe、Ni、Cu、Zn 各 1 片。
（10）打印机 DY9 1 台。

注:正比计数器的电荷灵敏放大器是用 FH423 改装而成。

2. 探测系统装置

探测系统装置见图 4-1 和图 4-2。

三、实验原理

用 ^{238}Pu X 线源激发 Zn、Cu、Ni 等样品产生特征 X 线,并测量特征 X 线在铝中的吸收系数。测量几种元素的特征 X 线谱。

1. X 线的吸收

X 线是一种电磁波,它的波

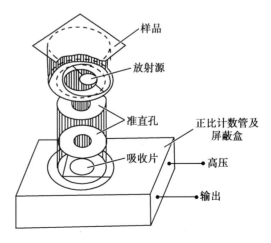

图 4-1　测量 X 线的吸收的探头结构示意图

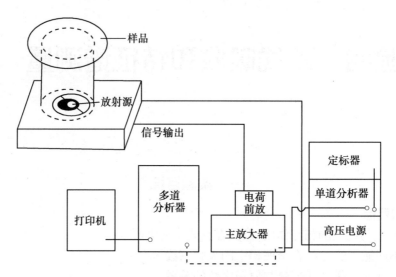

图 4-2　测量 X 线特征谱的实验装置

长在 100Å 到 0.1Å 之间。如图 4-3 所示,当一束单色的 X 线垂直入射到吸收体上,通过吸收体后,其强度将减弱,即 X 线被物质吸收。这一过程可分为吸收和散射两部分。

（1）光电吸收:入射 X 线打出原子的内层电子,如 K 层电子,结果在 K 层出现一个空位,接着发生两种可能的过程。①当 L 层或高层电子迁移到 K 层空位上时,发出 K X 线(对重元素发生概率较大);②放出俄歇电子(对轻元素发生概率较大)。

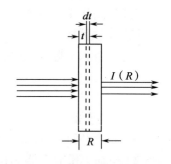

图 4-3　X 线通过物质时的示意图

（2）散射:散射是电磁波与原子或分子中的电子发生作用,分为以下两种。①波长不改变的散射。X 线使原子中的电子发生振动,振动的电子向各方向辐射电磁波,其频率与 X 线的频率相同,这种散射叫作汤姆孙散射。②波长改变的散射,即康普顿散射。对于铝,当 X 线的能量低于 0.04MeV 时,光电效应占优势,康普顿散射可以忽略。

如图 4-3 所示,设一厚度及成分均匀的吸收体,其厚度为 dt,每立方厘米有 N 个原子。若能量为 $h\upsilon$ 的准直光束,单位时间内垂直入射到吸收体单位面积上的光子数为 I_0,那么通过厚度为 t 的物质后,透射出去的光子数为 I_t,并表示为

$$I_t=Ie^{-\mu t} \tag{4-1}$$

式 4-1 中,μ 定义为线性吸收系数,$\mu=N\cdot\sigma$,σ 为截面,其单位为 cm²/atom,μ 的量纲为 cm⁻¹。对于原子序数为 Z 的原子,K 层的光电截面为 σ_{ph}（cm²/atom）。

$$\sigma_{ph}=\varphi_0 Z^5\alpha^4 2^{5/2}\cdot(m_0c^2/h\upsilon)^{7/2} \tag{4-2}$$

其中 $\varphi_0=\dfrac{8}{3}\pi r_0^2$,$r_0=e^2/m_0c^2$,$\alpha=2\pi e^2/hc\sim\dfrac{1}{137.04}$。

对于汤姆孙散射,每个电子的截面为 σ_T（cm²/electron）:

$$\sigma_T=\frac{8\pi}{3}\left(\frac{e^2}{m_0c^2}\right)^2=0.665\ 2\times10^{-24}（\text{cm}^2/\text{electron}) \tag{4-3}$$

其线性吸收系数分别为：

$$\mu_{ph}=N\sigma_{ph} \qquad (4\text{-}4)$$

$$\mu_T=NZ\sigma_T \qquad (4\text{-}5)$$

总的线性吸收系数 μ 为两者之和，即：

$$\mu=\mu_{ph}+\mu_T \qquad (4\text{-}6)$$

质量吸收系数为 μ_m：

$$\mu_m=\frac{\mu}{\rho}(\mathrm{cm^2/g})=\sigma\frac{N_A}{A} \qquad (4\text{-}7)$$

所以式 4-1 又可表示为：

$$I=I_0 e^{-\mu_m\rho t} \qquad (4\text{-}8)$$

式 4-7 中 N_A 是阿伏伽德罗常数，A 是原子量。图 4-4 表示了金属铅、铜、铝的质量吸收系数随波长的变化。在能量低于 0.1MeV 时，随着能量减小，截面显示出尖锐的突变。实验表明，吸收系数突然下降的波长（吸收限）与 K 系激发限的波长很接近。在长波长区还有 L 突变与 M 突变存在，由于 L 层和 M 层构造的复杂性，这些突变不如 K 突变那样明显，并且有几个最大值。

各种元素对不同波长入射 X 线的吸收系数由实验确定。元素的质量吸收系数与入射 X 线能量之间的关系，可以用经验公式表示：

对 $E'>E>E_K$

$$\mu_m=C'_K\lambda^n(\mathrm{cm^2/g}) \qquad (4\text{-}9)$$

或 $\mu_m=C'_K(12.398\ 1/E)^n$。对铝吸收体，$E'$ 为 6.20keV，E_K 为 1.559 6keV，C'_K 为 16.16，n 为 2.734 5。

2. X线的特征谱　原子可以通过核衰变过程即内转换及轨道电子俘获，也可以通过外部线如 X 线、β 线（电子束）、α 粒子或其他带电粒子与原子中电子相互作用产生内层电子空位，在电子跃迁时产生特征 X 线。玻尔理论指出电子跃迁时放出的光子具有一定的波长 λ，它的能量为：

$$h\upsilon=Z^2\frac{2\pi^2 m_0 e^4}{h^2}\left(\frac{1}{n_1^2}-\frac{1}{n_2^2}\right) \qquad (4\text{-}10)$$

或

$$h\upsilon=(\alpha Z)^2\frac{m_0 e^4}{2}\left(\frac{1}{n_1^2}-\frac{1}{n_2^2}\right) \qquad (4\text{-}11)$$

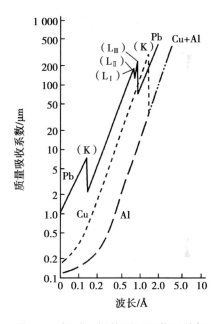

图 4-4　铅、铜、铝的质量吸收系数与波长的关系

其中 n_1、n_2 分别为电子终态、始态所处壳层的主量子数，对 K_α 线系 $n_1=1$，$n_2=2$，对 L_α 线系，$n_1=2$，$n_2=3$。根据特征 X 线的能量，可以辨认激发原子的原子序数。

莫塞莱在实验中发现,轻元素的原子序数与 K_α 及 L_α 系特征 X 线的频率 $\nu^{1/2}$ 之间,存在着线性关系。对 K_α 线系可以表示为:

$$\nu^{1/2}= 常数（Z-1） \tag{4-12}$$

对 L_α 线系可以表示为:

$$\nu^{1/2}= 常数（Z-7.4） \tag{4-13}$$

图 4-5 表示 K_α 线的 $\nu^{1/2}$ 与原子序数的关系,可以看到原子内存在的 K、L 等层电子对核场的屏蔽作用,使有效核电荷小于 Z_e。不同电子壳层,屏蔽效应不同,L 层电子跃迁到 K 层,其有效屏蔽常数为 1；M 层电子跃迁到 L 层,其有效屏蔽常数为 7.4。直线在 Z 较高处的弯曲是由于有效核电荷的变化。

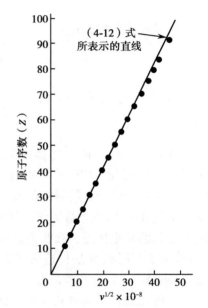

图 4-5　K_α 线的 $\nu^{1/2}$ 与原子序数的关系

四、内容与步骤

1. 测量不同能量的 X 线在铝中的吸收系数

（1）参照图 4-1 安装准直器及源架,参照图 4-2 连接仪器并预热。注意接好地线。

（2）逐渐升高正比计数器高压至额定值,接通电荷灵敏放大器的直流电源并调节主放大器的放大倍数。

（3）用多道分析器或单道分析器测量样品如铜金属片的特征 X 线谱,并选定单道的甄别阈及道宽。

（4）插入铝吸收片后,测量铜样品的特征 X 线强度,每增加一片后重复此步骤。结果按式 4-8 用最小二乘法拟合,求出 μ_m 值。

（5）更换样品如镍、锌等金属片,依上述步骤重复测量及处理。

2. 测量不同元素的特征 X 线谱

（1）用多道分析器（或单道分析器）测量源激发的样品如锌金属片的特征 X 线谱,并确定其峰位；同法依次测量镍、铁、钛等样品的特征 X 线谱,并从元素特征 X 线表中查出相应的 X 线能量,作峰位-能量关系曲线。

（2）测量另外一些样品如铜、锰、钒、铬等的 X 线谱,根据步骤（1）得到的峰位-能量关系曲线确定这些元素的特征 X 线能量。

（3）综合以上 8 个元素特征谱的数据,按 $(h\nu)^{1/2}=c(Z-d)$（$h\nu$ 以 eV 为单位）关系式,用最小二乘法作直线拟合,求出常数 c 和 d 并对结果进行分析讨论。

五、思考与讨论

1. [238]Pu 源的 X 线能量在 11.6~21.7keV 之间,试说明 [238]Pu 源是否可激发 Ag 的 K_α 线。

2. 试比较每个原子的汤姆孙散射截面与铝原子的光电效应截面,你认为汤姆孙散射截面是否重要?

3. 假设一束非理想准直束,当其发散角分别为 10°、25°时,试估计其对铝的线性吸收系数实验值的影响。

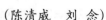

（陈清威　刘　念）

实验五　CT 分辨力的检测

一、实验目标

(一) 知识目标
1. 掌握 CT 分辨力的检测方法。
2. 熟悉影响 CT 图像质量的因素。

(二) 能力目标
通过实验,能够独立使用器材进行 CT 分辨力检测,并对结果进行判读。

(三) 素质目标
培养以理论指导实践,以实践验证理论的能力。

二、实验器材

CT 机、CT 性能检测模体。

三、实验原理

1. **空间分辨力**　空间分辨力又称高对比度分辨力,是指在密度分辨力大于 10% ($\Delta CT > 100HU$) 时,鉴别细微结构的能力,即显示最小体积结构的能力,是衡量 CT 图像质量的重要参数之一。其结果通常以毫米 (mm) 为单位或以每厘米的线对数 (lp/cm) 表示。

2. **密度分辨力**　密度分辨力又称低对比分辨力,是指在低对比度情况下,图像对两种组织之间最小密度差别的分辨力。一般以百分单位毫米数 (%/mm) 表示,或以毫米每百分单位 (mm/%) 表示。

四、仪器介绍

1. **空间分辨力检测模块**　如图 5-1 所示,共有 21 组细线对,代表的空间分辨力为 1~21lp/cm。CT 断层扫描后,通过调整窗宽、窗位,观察能分辨出来的线对数,来判断该 CT 机的空间分辨力水平。

2. **密度分辨力检测模块**　如图 5-2 所示,有外圈和内圈低密度孔径 (呈放射状分布),用来检测密度分辨力。其中,外圈孔阵分为三组,每组 9 个孔,直径分别为 2.0mm、3.0mm、4.0mm、5.0mm、6.0mm、7.0mm、8.0mm、9.0mm、15.0mm,孔深均为 40.0mm;内圈孔阵分为三组,每组四个孔,直径分别为 3.0mm、5.0mm、7.0mm、9.0mm,孔深分别为 3.0mm、5.0mm、7.0mm;外圈和内圈均有三种对比度水平,分别为

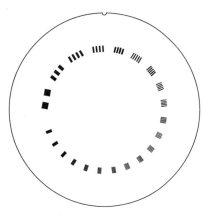

图 5-1　空间分辨力检测模块示意图

0.3%、0.5%、1.0%。

五、内容与步骤

1. 体模定位　将体模支持装置安装在 CT 检查床头托位置,并将分辨力体模安装在支持装置上,将 CT 定位线定位于空间分辨力模块或密度分辨力模块所在层的中心位置。

2. 扫描参数　选取被测 CT 内置的标准头部条件,层厚 10mm,若被测 CT 最大层厚小于 10mm,则选取其最大层厚;视野(FOV)为 25cm;扫描方式为单层轴向扫描,采用标准图像重建方法。扫描密度分辨力模块时,其中心位置的辐射剂量要小于 50mGy。

3. 体模扫描　按上述条件扫描,分别扫描空间分辨力及密度分辨力模块。

4. 图像处理　扫描结束后选择适当窗宽、窗位,使图像清晰显示,并进行测量及结果分析。

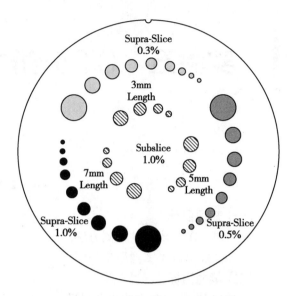

图 5-2　密度分辨力检测模块示意图

六、数据处理与结果

1. 空间分辨力　调出空间分辨力模块扫描图像,如图 5-3 所示,将窗宽调至最小(0 或 1);再调整窗位,找出能分辨清楚的最高一级线对,要求线对中每条线不能有断缺或粘连,从而得出空间分辨力。

2. 密度分辨力　调出密度分辨力模块扫描图像,如图 5-4 所示,观察低对比度为 0.5% 的系列圆孔。在 15mm 的圆孔中选取一个感兴趣区(ROI),测量并记录其平均 CT(CT_w)值和标准偏差(sd)值;在圆孔外侧选取一个感兴趣区(ROI),测量并记录其平均 CT(CT_p)值和标准偏差值。

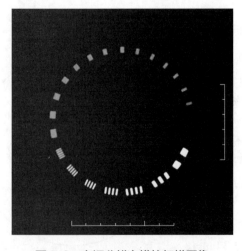

图 5-3　空间分辨力模块扫描图像

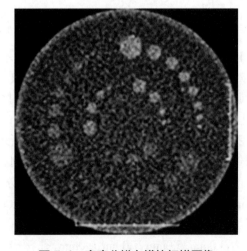

图 5-4　密度分辨力模块扫描图像

按照式 5-1 及式 5-2 调整窗宽、窗位。观察调整后的图像,选出能看清楚的最小直径的 0.5% 的圆孔,从而得出低对比度分辨力即密度分辨力。

$$窗宽(WW)=(CT_p-CT_W)+5sd_{max} \qquad (5-1)$$

$$窗位(WL)=(CT_P+CT_W)/2 \qquad (5-2)$$

七、仪器使用注意事项

模体的选择和实验内容可以参照国家计量检定规程《医用诊断螺旋计算机断层摄影装置（CT）X 射线辐射源》（JJG 961—2017）或最新版本的相关要求。

八、思考与讨论

1. CT 空间分辨力对成像的作用是什么?
2. CT 密度分辨力对成像的作用是什么?
3. 影响 CT 图像质量的基本因素有哪些?

（陈清威　刘　念）

实验六　磁共振现象与共振频率测量

一、实验目标

（一）知识目标
1. 理解磁共振的基本原理，了解旋转坐标系下信号的特点。
2. 理解射频的频率和拉莫尔频率的关系。
3. 掌握拉莫尔频率的测量方法。

（二）能力目标
能通过调整射频频率，实现共振频率测量，并对结果进行判读。

（三）素质目标
培养以理论指导实践，以实践验证理论的能力。

二、实验器材

1. **实验设备**　台式磁共振成像仪。
2. **实验器材**　约 10mm 高的大豆油试管样品。

三、仪器介绍

1. 台式磁共振成像仪的硬件系统如图 6-1 所示。

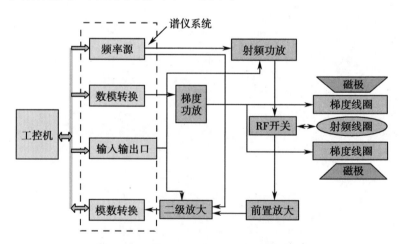

图 6-1　台式磁共振成像仪硬件结构框图

整个系统从结构上可分为以下四个部分。

（1）工控机部分：该部分包括一台工业控制机或具有足够 PCI 插槽的个人电脑，配置相应监视器和键盘、鼠标。工控机负责接收操作者的指令，并通过序列发生软件产生各种控制信号,传递给谱仪系统的各个部件协调工作;工控机还要完成数据处理、存储和图像重建以及显示任务;一些一维和二维处理等工作也是由工控机完成的。

（2）谱仪系统部分:由安装在电脑机箱内部的直接数字频率合成源（DDS）、数模变换器（DAC）和模数变换器（ADC）等板卡,以及安装在工控机内部的序列产生软件组成。

DDS 板的功能主要是接收主机发送过来的参数,负责产生射频所需的具有一定包络形状的射频频率信号,送到射频功放进行放大;DDS 板同时还需要产生磁共振信号在混频处理时所需要的参考频率基准信号;另外,DDS 板还需要产生诸如发射、接收等控制信号。

DAC 接收主机发送过来的三路梯度的数字型控制信号,将其进行数字向模拟信号的转换,转换成较低的梯度电流信号,发送到梯度功放进行功率放大后作为梯度电流;梯度施加的时间序列是由 DDS 板提供的信号进行控制的。

ADC 卡接收二级放大后的磁共振信号并对信号进行滤波采样和高速数字化,形成计算机可以接收的数据,并送至计算机存储单元完成存储和重建任务。

（3）模拟部分:模拟部分包括射频发射单元、信号接收单元和梯度单元,具体包括波形调制、射频功放、前置放大、二级放大、射频开关和梯度功放等板卡。

（4）磁体系统部分:磁体系统由一台永久磁体、一组梯度线圈（x,y,z）、加热及恒温电路以及具有严格屏蔽的射频线圈组成。本系统将谱仪系统的 DDS、ADC、DAC 和 I/O 板卡设计成 PCI 插槽形式,可以直接安装在工控机或拥有足够 PCI 插槽的普通 PC 机内运行。

2. 仪器工作原理　整个台式磁共振成像仪的工作原理可简单地描述如下。在计算机的(脉冲序列)控制下,DDS 产生满足共振条件的射频信号,在波形调制信号的控制下调制成所需要的形状(方波或 sinc 波形),并送到射频功放系统进行功率放大,然后经射频线圈发射并激发样品产生磁共振。在信号采集期间,射频线圈将对此磁共振信号进行感应得到磁共振信号,此信号为 FID 信号。FID 信号经前置放大后在二级放大板中与 DDS 产生的一等幅的射频信号进行混频后放大,最后送入 ADC 进行数据采集与模数转换,将采集的数据送入计算机进行相应处理就可得到磁共振信号的谱线。在二维磁共振成像序列中,还需要从脉冲序列发生器中发出三路梯度控制信号,分别经梯度功放后经由梯度线圈产生 3 个维度上的梯度磁场,起到对磁共振信号进行空间定位的作用,通过计算机处理获取数据,从而得到样品的 2D 图像。

四、实验原理

1. 方法一　对于一个主磁场确定的磁共振系统来说,在外界条件不变的条件下,其共振频率也是一个固定的值,接收线圈测量到的 FID 信号和射频磁场的频率变化是一致的。因此可以对 FID 信号进行傅里叶变换,找到 FID 信号的频率,根据磁共振发生的条件,间接得到射频磁场的中心频率,此频率也就是样品质子进动的拉莫尔频率。

2. 方法二　宏观磁化矢量的弛豫可以通过布洛赫方程进行描述和求解,但此过程中总是包含着一个固定的进动项。由于进动的存在,使得描述和求解都很困难。而进动并不对信号幅值产生任何影响,因此有人采用旋转坐标系来描述宏观磁化矢量的弛豫过程。因此,实验室坐标系中的 MR 信号在旋转坐标系中就可以把进动项消除。当旋转坐标系的旋转频率与拉莫尔频率完全相同时,线圈采集到的 FID 信号中的拉莫尔频率成分就可被完全过滤掉,呈现出来的是一条呈指数递减的曲线。因此在实验中可以不断修改射频脉冲的频率,同时观察屏幕上的 FID 信号,当 FID 信号的振荡频率逐步减小到基本上不出现振荡时,说明此时的射频频率就是拉莫尔频率。图 6-2 所示分别给出了偏共振、接近共振和共振状态下的 FID 信号形状及其

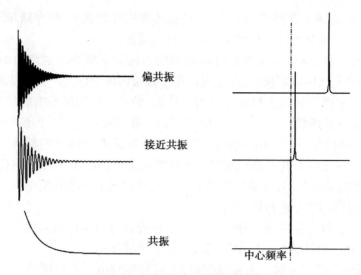

图 6-2 FID 信号的形状及其频谱

频谱形式。可通过不断微小调节射频频率实现完美共振状态。

五、内容与步骤

1. 启动计算机,运行 WinMRIXP 软件进入到软件操作界面。

2. 将装有 10mm 高大豆油的样品管小心置入磁体柜上方样品孔内。

3. 开启射频单元及梯度放大器的电源。

4. 单击工具栏上的"Demo"按钮,进入脉冲序列选择对话框。选择硬脉冲 FID 序列,在参数设置表中将参数 P_1 设置为 5μs,其余参数默认。让实验者根据拉莫尔公式大致计算出频率主值 SF_1(MHz)。

5. 方法一

(1)点击"单次采集"按钮,让实验者以 50kHz 为步进长度逐渐增加偏移量 O_1 直到界面上出现 FID 信号。停止后选择工具栏上的"FFT"按钮,对 FID 信号进行傅里叶变换。点击"一维处理"。

(2)单击"相位校正"按钮进入相位校正对话框,调节零级相位校正 PC_0 数值框中的值,使谱线基部处在同一水平位置上,选择"OK"确定。

(3)选择"基线归零"按钮,把谱线基部下拉到坐标零基线位置。

(4)使用频域显示调整"局部显示"按钮,选择以谱峰为中心点的局部谱线进行显示,具体方法为:用鼠标先后对称地点击谱峰中心左右两侧。鼠标松开后,选择的局部谱线就会得到放大显示。

(5)使用"设置中心频率"按钮,把谱线中心峰值处设置为中心频率,设定后系统会出现一个对话框,确定后系统就会在下次采集时采用设定的中心频率,即找到了系统的中心频率。

(6)选择单次采集工具"GS"按钮,观看信号幅度,当射频信号的频率和磁场的中心频率近似一致时,在采集面板下设定的频率 SF_1(MHz)$+O_1$(kHz)的值即为磁场的拉莫尔频率。

6. 方法二

(1)使用单次采集工具"GS"按钮进行信号采集,信号不单调衰减表明当前设置的频率和中心频率有一定差距。

（2）调整射频频率,即增大或减少 O_1 值,来寻找合适的射频频率,调整方向为使信号变疏(即使频率差变小)。具体调整方法可采用先粗调后细调的原则。在肉眼能够观察到信号频率的情况下,可先估算此时的信号频率,然后在当前设置值的基础上加/减此频率值,即可较快地寻找接近共振频率的状态。

（3）当采集信号比较稀疏时,再细调 O_1 值,直到谱线出现没有振荡的指数衰减形式,说明此时设定的射频频率和磁场中心频率重合,该频率即为拉莫尔频率。

六、数据处理与结果

1. 应用方法一测量到的中心频率为：_____。
2. 应用方法二测量到的中心频率为：_____。

七、思考与讨论

1. 如何应用傅里叶变换进行射频频率的测量?
2. 讨论和比较两种中心频率测量方法之间的异同。
3. 理论上的旋转坐标系在系统中是用何种硬件来实现的?

（陈清威　刘　念）

实验七　磁场均匀性的测量与匀场调节

一、实验目标

（一）知识目标
1. 了解间接磁场均匀性测量方法和磁场均匀性调节。
2. 熟悉磁场均匀性对 FID 信号衰减的影响。
3. 掌握电子匀场的基本原理和方法。

（二）能力目标
1. 通过观察乙醇信号的化学位移频谱分辨力,熟悉磁场均匀性对频谱分辨力的影响。
2. 通过对磁场均匀性的间接测量,理解磁场均匀性与 FID 信号衰减的关系。

（三）素质目标
通过重复实验结果,树立学生实事求是、追求真理的信念。

二、实验器材

1. 磁共振成像教学仪器。
2. 样品管两根,分别装有水和乙醇标样。

三、实验原理

1. 磁场均匀性的间接测量法　磁场均匀性是非常重要的磁体指标,对信号和图像的影响很大。所谓均匀性(homogeneity),是指在特定容积限度内磁场的同一性,即穿过单位面积的磁力线是否相同。这里的特定容积通常取一球形空间。均匀性是以百万分之一为一个偏差单位来定量表示的,习惯上又将这样的偏差单位称为 ppm,对于不同的主磁场大小,其偏差单位也是不同的。例如对 1.0T 的磁共振,一个偏差单位即 1ppm 为 1.0×10^{-6} T=0.001mT。通常磁场的均匀性要求在 6~7ppm(百万分之一)。

测量磁场均匀性的方法有两种,一种是直接测量,主要通过特斯拉计来直接读出空间各点处的磁感应强度,并计算其偏差比率。另外一种是间接测量,通过 FID 信号衰减快慢和主磁场均匀性的关系测量磁场的均匀性,本实验采用这种方法。

FID 信号的表达式为:

$$S = M_0 \cdot \sin(\gamma B_1 \tau) \cdot \cos\left[(\gamma B_0 - f) t\right] \cdot \exp(-t/T_2^*) \tag{7-1}$$

由上式可知,FID 信号的衰减取决于 T_2^*。T_2^* 由组织固有的 T_2 和磁场不均匀性 ΔB_0 共同决定,有以下关系式:

$$\frac{1}{T_2^*} = \frac{1}{T_2} + \frac{\gamma \Delta B_0}{2} \tag{7-2}$$

如图 7-1 所示,主磁场均匀性越低时,T_2^* 越短,弛豫越快,FID 信号的拖尾越短。主磁场均匀性越高时,T_2^* 越长,弛豫越慢,FID 信号的拖尾越长。理论上,当主磁场绝对均匀时,$T_2^*=T_2$,FID 以组织固有的 T_2 弛豫进行衰减。

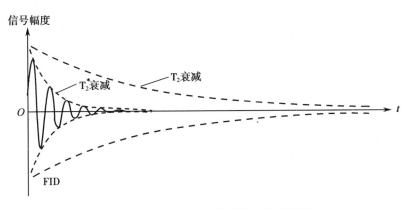

图 7-1 主磁场不均匀性对组织 T_2^* 的影响

将 FID 信号经过快速傅里叶变换(fast Fourier transform,FFT)后可以得到信号的频谱。FID 拖尾越长,频谱展宽就越窄,频谱分辨力越高,说明主磁场均匀性越好;反之,频谱展宽越宽,频率分辨力越低,说明主磁场均匀性越差。

2. 磁场均匀性的有源匀场调节 永磁体的磁场均匀性调节方法有机械匀场(调整两块磁极的平行度来达到匀场目的)、无源匀场(在磁极的内、外表面贴小磁片或磁钢片进行磁场均匀性调节)和有源匀场(多组通电线圈产生的附加小磁场进行磁场均匀性调节)。有源匀场线圈可以是专门设计的线圈,也可以利用梯度线圈来实现 x、y、z 三个方向上的线性磁场校正。

随着匀场电流的改变,磁场的均匀性会随之改变,反映在 FID 信号的 T_2^* 会出现变化。当均匀性在往好的方向调节时,FID 拖尾逐渐变长;反之变短。当 T_2^* 无法再拖长时,表示此时的均匀性调节到最佳。

3. 乙醇的化学位移频谱分辨力测量 当主磁场的均匀性优于待测分子的化学位移时,待测分子不同化学键的磁共振信号频率差异才能体现出不同的峰位。以乙醇为例,化学分子式中包含一个 OH 键、CH_2 键以及 CH_3 键,其磁共振信号的频谱如图 7-2 所示。a、b、c 三个峰的位置体现出化学位移的差异;峰下面积则体现出三种化学键中的 H 的含量。

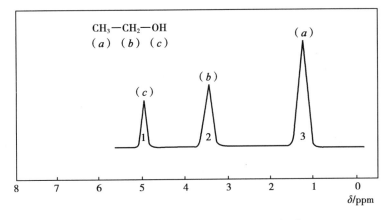

图 7-2 乙醇的分子结构与磁共振信号频谱图

四、内容与步骤

（一）均匀性的测量方法

1. 采用水标样,进行实验。重复磁共振信号检测的步骤,找到 FID 信号。

2. 为了便于观察,将射频场中心频率偏离 ω_0 约 1kHz。实验的时候注意增益 RG 的调节。D_0 设置为 2 000ms。

3. 找到 FID 信号后,停止扫描,并将 FID 信号进行 FFT 处理。

4. 调节相位直到 FFT 变换后的曲线峰值均在基线以上呈左右对称状态,并使信号峰完整落在图像显示区。

5. 选择谱线在 x 方向上的测量范围,并使测量以 ppm 为单位,最后测出信号峰的半高宽度(图 7-3)。半高宽的值表示频谱一半的高度对应的谱宽。测量并记录此时频谱分辨力。

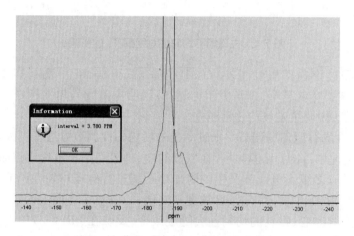

图 7-3 FID 信号频谱及均匀性测量

（二）电子匀场

1. 单击按钮继续扫描,并将梯度电子柜的电源开关设置在“ON”位置,观察信号的变化(图 7-4)。

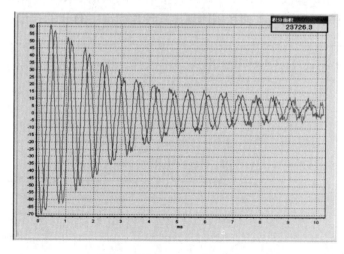

图 7-4 匀场时 FID 信号形状

2. 按照 x、y、z 的顺序反复微小调节梯度单元面板上的"Gxshim""Gyshim"和"Gzshim"，同时观察信号的拖尾变化和积分面积变化情况。

3. 按照使积分面积增大的原则，依次反复调节，最后使积分面积最大。

4. 重复前述均匀性的测量方法步骤 1~5，测量 FID 信号的频谱分辨力，即对信号进行 FFT 后，进入一维处理界面，测量并记录匀场后的频谱半高宽。

（三）乙醇的化学位移频谱分辨力测量

1. 精细重复电子匀场的实验步骤 4，将主磁场均匀性调节到优于 3ppm。

2. 换乙醇标样，采用硬脉冲 FID 序列，采集乙醇的 FID 信号。

3. 重复前述 FFT 测量过程。

4. 调节匀场旋钮，退化磁场均匀性，再观察频率分辨力情况（图 7-5）。

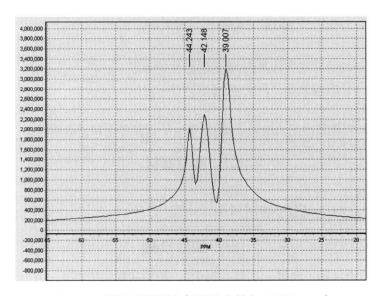

图 7-5　乙醇的频谱测定（场的均匀性为 2.677ppm）

五、数据处理与结果

1. 匀场前 FID 信号的频谱的半高宽是＿＿＿＿＿＿＿＿；分辨力是＿＿＿＿＿＿＿。

2. 匀场后的 FID 信号的频谱的半高宽是＿＿＿＿＿＿＿＿；分辨力是＿＿＿＿＿＿＿。

3. 乙醇的频谱对应的三个峰位分别是：峰位 1＿＿＿＿＿＿＿；峰位 2＿＿＿＿＿＿＿；峰位 3＿＿＿＿＿＿。

4. 磁共振图像的空间分辨力主要由＿＿＿＿＿＿＿＿来决定；通过调节＿＿＿＿＿＿旋钮，可以进行磁场均匀性的调节；通过实际操作，能观察到的乙醇的频谱分辨力约为＿＿＿＿＿＿ppm。

六、思考与讨论

1. 磁场均匀性与频谱分辨力之间的关系是什么？

2. 磁共振波谱（MRS）与常规磁共振成像（MRI），哪个对磁场均匀性要求更高？

3. 试叙述电子匀场的基本原理和方法。

（刘　念　荣康）

实验八　射频脉冲角度的确定

一、实验目标

（一）知识目标
1. 熟悉硬脉冲与软脉冲的应用特点。
2. 掌握射频脉冲角度与 FID 信号幅值之间的关系。

（二）能力目标
1. 通过对射频场的脉宽进行调整,确定硬脉冲的角度。
2. 通过对射频场的幅值进行调整,确定软脉冲的角度。

（三）素质目标
通过对硬脉冲和软脉冲的角度调节,激发学生的创新思维和创造精神。

二、实验器材

1. 磁共振成像教学仪器。
2. 约 10mm 高的大豆油试管样品。

三、实验原理

1. 射频脉冲角度确定原理　在磁共振中,一般将实验室坐标系 z 方向默认为主磁场 B_0 的方向。垂直于 z 方向施加射频场,其磁场强度为 B_1。施加短暂的射频场后,使宏观磁化矢量 M_0 偏离 z 方向一定角度 θ:

$$\theta = \gamma B_1 \tau \tag{8-1}$$

由式 8-1 可知,偏转角度 θ 由射频脉宽 τ 与射频场强度 B_1 共同决定。但当射频脉冲为硬脉冲时,由于 B_1 与射频线圈电流有关,其值一般不做更改,所以只通过改变射频脉宽 τ 获得宏观磁化矢量 M_0 的偏转角度 θ。当 θ 为 90°时,射频脉冲称为 90°射频脉冲;当 θ 为 180°时,射频脉冲称为 180°射频脉冲。

宏观磁化矢量 M_0 的翻转角度 θ 直接影响射频线圈检测到的 FID 信号的幅值大小,两者存在如下关系:

$$A \propto M_0 \sin\theta \tag{8-2}$$

式中,A 为 FID 信号的幅值。当 θ 为 90°时,FID 信号幅值正比于宏观磁化矢量 M_0,获得最大幅值;当 θ 为 180°时,获得最小幅值。因此,随着翻转角度的不断增加,如图 8-1 所示,θ 从 0° 翻转到 90°时,信号幅值不断增大到最大值;θ 从 90°翻转到 180°时,信号幅值不断减小到最小值;θ 从 180°翻转到 270°时,信号幅值再一次增加到最大值。

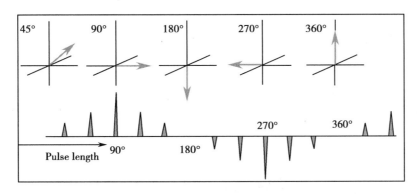

图 8-1　信号幅值与翻转角之间的关系

因此,通过不断地增加射频脉宽 τ,FID 信号幅值第一次达到最大时,射频脉冲判断为 90°射频脉冲;第一次达到最小时,射频脉冲判断为 180°射频脉冲;第二次达到最大时,判断为 270°射频脉冲。根据这种方法,也可获得 360°、450°等射频脉冲。

2. 硬脉冲和软脉冲射频角度的确定　射频脉冲是时间门控的高频载波信号(频率为射频中心频率 $f_0=SF_1+O_1$),是时间域信号,根据调制波形的不同,又分为硬脉冲和软脉冲。硬脉冲一般脉宽短,强度高,具有较宽的频带,能够激励较宽频率范围的信号,用作非选择性激励,磁共振波谱中常用,波形为强而窄的矩形(图 8-2)。一般硬脉冲都是满功率输出的,故通过调节硬脉冲的脉宽 τ 来改变脉冲的翻转角。

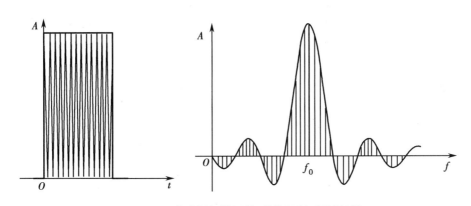

图 8-2　硬脉冲射频信号的时域波形与频域特性

软脉冲一般脉宽较长,强度小,具有较窄的频带,只能激励较窄频率范围的信号,一般用作选择性激励,磁共振成像中常用,波形为 sinc 波形(图 8-3)。由于软脉冲射频脉宽 τ 一般不可调节,所以采用调节软脉冲的幅值来实现射频软脉冲角度的调节。

四、内容与步骤

(一) 硬脉冲角度的确定

1. 开机后,运行操作软件,进入到软件操作界面。

2. 采用 1 号油标样,开启射频单元,选择硬脉冲 FID 序列,设定 O_1,使系统处于共振状态,找到磁共振信号,设定 P_1(90°射频的施加时间)为 10μs,采集信号,观察信号的幅值。

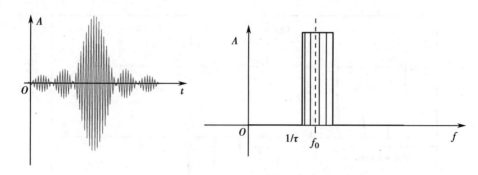

图 8-3 软脉冲射频信号的时域波形与频域特性

3. 更改 $P_1=1$，此后以 1 为步长逐渐增加 P_1，同时观察信号幅值的变化。

4. 当信号幅值达到最大又再次减小到最小值时，表示此时的脉宽对应的射频脉冲为 180° 脉冲。

5. 此脉宽的 1/2 左右微调可以获取信号最大值，表示此时的脉宽对应的射频脉冲为 90° 脉冲。

根据上述步骤，找到 90° 硬脉冲射频和 180° 硬脉冲射频，注意我们是通过调节硬脉冲的脉宽来调节翻转角，从而观察信号幅值的变化，反过来推出相应的脉冲角度。

（二）软脉冲角度的确定

1. 采用 2 号油标样。选择软脉冲 FID 序列，设定 $D_0=200ms$，中心频率尽量对准拉莫尔频率，软脉冲的幅值设定 RFAmp=10，采集信号，观察信号的幅值。

2. 设置 RFAmp=1% 后，以 1 为步长逐渐增加 RFAmp，同时观察信号幅值的变化。

3. 与硬脉冲类似，信号幅值会体现出逐渐增加，达到最大，然后逐步减小，直至最小的规律。

4. 记录第一次出现幅值最大时对应的射频脉冲 RFAmp，即为 90° 射频脉冲；第一次满足信号最小时的 RFAmp，即为 180° 射频脉冲。

注意事项：软脉冲脉宽较长，频带很窄，调节时需要尽量对准中心频率。

五、数据处理与结果

1. 根据上述射频脉冲角度确定的步骤，得出实验设备的射频脉冲参数。

2. 硬脉冲射频角度 90° 射频脉宽 $P_1=$_____，180° 射频脉宽 $P_1=$_____。

3. 90° 软脉冲射频的幅值 RFAmp1=_____，180° 软脉射频的幅值 RFAmp1=_____。

六、思考与讨论

1. 90° 硬脉冲射频的脉宽为何约为 180° 脉宽的 1/2，软脉冲为何小于 1/2，理论值为多少？

2. 理论上，180° 脉冲时，信号幅值为 0，而实际操作中，只是出现一个最小值，为什么？

3. 软脉冲是不是越软越好？

4. 临床中的软脉冲宽度如何确定？

（刘 念　荣 康）

实验九　自旋回波序列成像原理

一、实验目标

(一) 知识目标

掌握与自旋回波成像有关的参数设置。

(二) 能力目标

能利用自旋回波成像序列实验,理解自旋回波成像过程和原理,实现试管样品成像。

(三) 素质目标

通过实验分组调节与自旋回波成像有关的参数,培养学生团结协作精神,提高分析问题、解决问题的能力。

二、实验器材

1. 磁共振成像教学仪器。
2. 约 10mm 高的大豆油试管样品。

三、实验原理

1. 自旋回波产生原理　自旋回波(spin echo,SE)脉冲成像序列,是最为常见的一种磁共振成像序列,首先用 90°射频脉冲激励样品物质,在它的作用下,宏观磁化矢量迅速倒向 xOy 平面。因此,90°射频脉冲是 SE 序列的准备脉冲。之后再施加一个选层梯度(G_s)作用在样品上,以选择并激发某一个特定层面。接下来是一个 180°脉冲,其主要作用是改变 xOy 平面内质子的进动方向,使失相的质子重新相位重聚,此时吸收 180°脉冲射频能量后的质子,将在后面以自旋回波的形式放出能量,从而产生自旋回波信号。

选择一个层面后,接下来就是在相位和频率编码的作用下进行数据的采集。G_p 是相位编码梯度,在每次重复时相位编码梯度递增或递减一步;G_r 是读出梯度,即频率编码梯度,以实现对每个体素的最终定位,从而确定视野(field of view,FOV)的大小,即频率编码方向上的取样点数决定了 y 方向的大小,相位编码方向上的编码梯度步数决定了 x 方向上的大小。因此,在成像过程中相位编码梯度和频率编码梯度的选择,对最终的自旋回波成像效果有重要的影响。

2. SE 序列　SE 序列的执行过程可分为激发、编码、相位重聚和信号采集四个阶段。SE 序列的时序图如图 9-1 所示。

图中所示参数分别为:

(1) D_0:重复时间 T_R。

(2) D_1:相位编码时间。

(3) D_3:射频脉冲从结束到开始采样的延迟。

(4) D_4 和 D_5:死时间,一般设为 100μs。

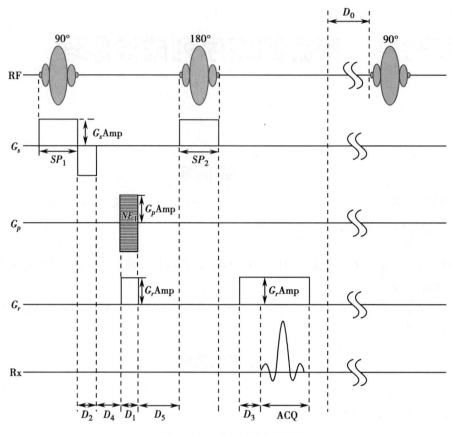

图 9-1　自旋回波序列时序图

（5）SP_1、SP_2：分别是 90°和 180°脉冲的脉冲宽度（一般 $SP_1=SP_2=1\,000\mu s$）；该参数还可用以确定激发宽度和切片厚度。

（6）RFAmp1、RFAmp2：分别是 90°和 180°脉冲的脉冲幅度。在成像实验中，$SP_1=SP_2$，90°和 180°脉冲需要靠 RFAmp1 和 RFAmp2 来设置。

（7）D_2：相位平衡梯度施加时间，理论上 D_2 是 SP_1 的一半。

其余参数含义为：RF，射频脉冲；Rx，信号接收；ACQ，数据采集；NE_1，相位编码步数；G_sAmp、G_pAmp、G_rAmp，分别为选层梯度、相位编码梯度、读出梯度场强度。

3. K 空间数据填充与 2D-FFT 图像重建　每个 T_R 周期采集一条数据，经正交检波和离散化采样后填充到原始数据空间（K 空间）的一行，作为一个傅里叶行，每个相位编码步对应一条傅里叶行。

从 SE 序列采集数据的过程可以看出，原始数据空间为二维的时间坐标系。水平方向是采样间隔 t，竖直方向为等效相位编码时间间隔。将此原始数据经过 2D-FFT 重建，可得到空间频率分布信息，即为组织结构图像。如图 9-2 所示。

K 空间数据并不直接代表成像对象的物理位置。换句话说，K 空间的左边并不与成像对象的左侧直接相关，K 空间内的每个数据点对图像中的所有点均有贡献，在 K 空间中信号的强弱也是不相同的。获取一幅图像的数据空间所需的时间应该为采集一行数据所需的时间乘以数据的行数，采集一行数据所需的时间为 T_R，相位编码步有多少步，数据空间就有多少行，因此数据采集时间 = 相位编码步数（NE_1）× 脉冲重复时间（D_0）× 累加采样次数（NS）。采集时间

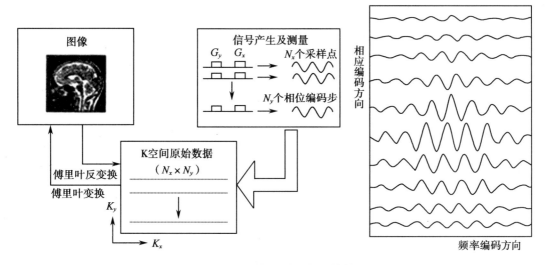

图 9-2　信号采集、K 空间与图像的关系

是限制 MRI 成像功能的重要因素之一,采集时间的延长将降低与生理运动相关的伪影能力。

4. 图像断层方向的确定　通过施加不同方向的选层梯度,可以实现不同的图像断面选择。对于 x、y、z 三维坐标,选层梯度方向和成像断面之间是垂直的。比如用 x 梯度作为选层梯度,成像断面就是 yOz 面。用 y 梯度作为选层梯度,成像断面就是 xOz 面;用 x 梯度作为选层梯度,成像断面就是 xOy 面。

5. 图像空间分辨力的调节　图像空间分辨力表征了图像对微小病灶或细节的显示能力,可以用单位像素所代表的体素的大小表示,由视野和图像矩阵(像素个数)确定,如下式所示:

$$空间分辨力 = FOV/矩阵 \tag{9-1}$$

视野(field of view,FOV),也称为扫描野,表示选取的成像范围大小,是面积概念,有圆形视野,也有矩形视野,有长和宽。图像矩阵表示数字图像的点数。空间分辨力是图像反映组织结构细节的能力,即一个像素点反映的组织区域大小。在不考虑均匀性退化的前提下,像素反映的组织区域越小,分辨力越高。分辨力可以表示为单个像素的面积大小,也可以表示为单个像素在横、纵向上的尺寸大小,对于横、纵向分辨力可调节的图像而言,可采用这种定义。比如直径 10mm 的标样,如果图像在直径上显示为 256 个像素大小,则横向空间分辨力为 10mm/256 像素 =0.04mm/像素。如果图像的直径显示为 512 个像素,空间分辨力就提高了。

根据 MRI 原理,x 方向的视野正比于带宽,反比于梯度场;y 方向的视野正比于相位编码梯度和相位编码时间,反比于相位编码步数。用公式表示如下:

横向视野大小:
$$FOV_x = 2\pi SW_x/\gamma G_x \tag{9-2}$$

纵向视野大小:
$$FOV_y = \frac{2\pi SW_y}{\gamma G_y} = 2\pi NE_1/(2D_1 \times \gamma G_y) \tag{9-3}$$

可以根据该原理调整上述参数,分别改变横向和纵向的视野大小。

对于频率编码方向,像素点数取决于采样点数 TD 的设置值大小。因此图像的横向空间分辨力遵循以下的关系:

$$P_x=SW_x/(\gamma G_x \times T_D) \tag{9-4}$$

对于相位编码方向,像素点主要由相位编码的步数 NE_1 决定,因此图像的纵向空间分辨力的数值为:

$$P_y=SW_y/(\gamma G_y \times NE_1) \tag{9-5}$$

根据分析,样品在视野中显示的状态和五个参数(采样带宽、频率编码梯度、相位编码梯度、相位编码步、相位编码时间)有关。保证其他参数不变,与获取正常图像的参数设置一致,改变上述五个参数中的任意一个,图像会发生形变。

样品的横向大小与采样带宽、频率编码梯度参数有关,纵向大小与相位编码梯度、相位编码步、相位编码时间有关。可以从横向视野大小的公式的角度去理解这个问题。

假定接收带宽,样品管尺寸是 10mm,频率编码梯度是 1Gs/mm,10mm 样品所占的带宽 =42.58MHz/T×1Gs/mm×10mm=42kHz,所以样品横向在视野中所占的比例可以表示成 $x\%$=42%,接收带宽增加,样品在视野中的横向比例减少,显示的图像被横向压缩了。

因此,接收带宽增加,横向视野大小增加,相当于样品在视野中的横向范围减小,所以看到图像上显示样品横向压缩了,反之拉伸;当频率编码梯度增加,横向视野减小,所以看到图像上显示样品横向拉伸了,反之压缩。如图 9-3 所示。

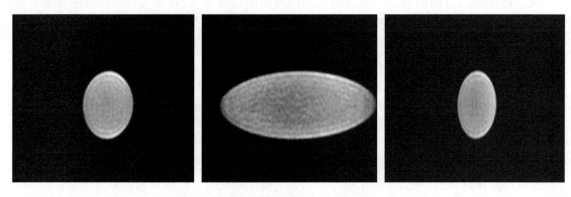

图 9-3 参数对图像的横向分辨力的影响

当相位编码步数增加,纵向视野大小增加,相当于样品在视野中的纵向范围减小,所以看到图像上显示样品纵向压缩了,反之拉伸;当相位编码时间或者相位编码梯度增加,纵向视野减小,所以看到图像上显示样品纵向拉伸了,反之压缩。如图 9-4 所示。

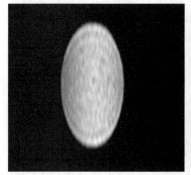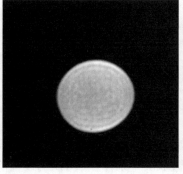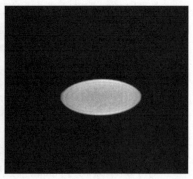

图 9-4 参数对图像的纵向分辨力的影响

6. 图像信噪比的调节　信号与噪声之间的关系可以用信号噪声比（SNR）表征。提高信噪比的方法有增加层厚、增加相位编码数、增加累加次数、接收增益、减小接收带宽、缩短 T_E 和延长 T_R、增加外磁场的强度和使用表面线圈。

7. 图像权重的影响规律　医学影像的目的是获取能够使不同组织体现出不同的灰度的图像，尤其是正常组织和病变组织需要体现出不同的灰度，即体现出对比度。和 X 线成像不同，MRI 图像的灰度由多个参数来共同决定，由组织的横向弛豫时间 T_1、纵向弛豫时间 T_2 和质子密度 $\rho(H)$ 共同决定。图像的对比主要反映三个参数中哪一个参数的区别，则称为该参数的权重像。三个参数的权重之和为 100%，每幅图像都包含三个参数的权重。临床上，需要获取不同的 T_1、T_2 或质子密度权重图像来实现诊断，通过改变序列参数 T_R 和 T_E 可以实现图像的不同参数权重。

根据成像理论，SE 序列信号幅值表达式为：

$$S \propto A\rho(H)\left[1-\exp(-T_R/T_1)\right]\exp(-T_E/T_2) \tag{9-6}$$

由式可知，当 $T_R \gg T_1$ 时，$T_E \gg T_2$ 时，公式变为：$S \propto A\rho(H)\exp\left(-\dfrac{T_E}{T_2}\right)$，可知信号主要由组织 T_2 和质子密度决定，与组织 T_1 关系不大，获取该信号重建的图像能反映组织的 T_2 差别，称为 T_2 加权像（T_2 weighted image，T_2WI）。T_E 时间越长，信号强度受 T_2 影响越大，则 T_2 权重越大。因为信号随着 T_E 延长呈指数规律衰减，因此 T_E 不能太长，否则信号很弱，信噪比很低，没有意义。并且，在相同的 T_E 下，T_2 越长组织信号越强，在图像上体现出高信号。

当 $T_E \gg T_2$ 时，使得只有极长 T_2 的水组织的信号还存在，其他较短 T_2 组织的信号弛豫均消失，在图像上只体现出水信号，称为水成像技术。临床上，水成像技术可对体内静态或缓慢流动的液体进行成像，比如胰胆管水成像、尿路水成像、内耳水成像以及椎管水成像等。

当 $T_R \gg T_1$ 时，$T_E \ll T_2$ 时，公式变为 $S \propto A\rho(H)$，信号主要由质子密度决定，与组织 T_1 和 T_2 关系不大，获取该信号重建的图像主要反映组织的质子密度差别，称为质子密度加权像（ρ weighted image，ρWI）。随着 T_E 越短，T_R 越长，T_1、T_2 权重越小，质子密度权重加大。并且短 T_E 和长 T_R 均使信号变大，图像信噪比高，因此 ρWI 图像一般都显得较亮。但较长的 T_R 会导致较长的采集时间，运动伪影及其他方面影响会造成图像降质，因此一般长 T_R 设定为 3~5 倍 T_1 时间即可，再延长 T_R，对信噪比和质子密度权重没有益处。在相同的 T_R 和 T_E 下，质子密度越高的组织在图像上显得越亮。

当 $T_R \ll T_1$，$T_E \ll T_2$ 时，公式变为：$S \propto A\rho(H)\left[1-\exp\left(-\dfrac{T_R}{T_1}\right)\right]$，此时信号主要由组织 T_1 和质子密度决定，与组织 T_2 关系不大，获取该信号重建的图像能反映组织的 T_1 差别，因此称为 T_1 加权像（T_1 weighted image，T_1WI）。随着 T_R 越短，信号强度受 T_1 影响越大，则 T_1 权重越大。因为信号随着 T_R 延长呈指数规律增加，因此 T_R 缩短虽然可以增加 T_1 对比，但信噪比下降。并且，在相同的 T_R 下，T_1 越短的组织信号越强，在图像上体现出高信号。

8. 三种图像权重像参数　改变重复时间 T_R 和回波时间 T_E，可以改变信号的幅值，进而改变样品组织在图像上的灰度，因此接下来我们通过选择合适的 T_R 和 T_E 来实现该参数对样品组织最终信号的影响权重，以突出或者强调该参数。

通过选取短的 T_E 和长的 T_R，来获得质子 ρWI 像，此时信号的强度主要取决于质子密度；通过选取短的 T_E 和短的 T_R，来获取 T_1WI 像，此时图像的亮度差别主要体现了组织的 T_1 差别，弛豫时间短的组织亮度高;通过选取长的 T_E 和长的 T_R,来获取 T_2WI 像,此时图像的亮度差别主要体现了组织的 T_2 差别,弛豫时间长的组织亮度高。T_1 加权像与 T_2 加权像互为反像。

四、内容与步骤

(一) 基本图像采集

1. 采用 1 号油标样。

2. 完成预扫描步骤

(1) 利用硬脉冲 FID 序列找到磁共振信号,记下此时的射频场的中心频率。

(2) 利用硬脉冲 FID 序列,进行电子匀场,直到磁场的均匀性小于 5ppm。

(3) 利用软脉冲 FID 序列,确定 90° 软脉冲射频的幅值 RFAmp1 和 180° 软脉冲射频的幅值 RFAmp2,并记录这两个参数的数值。

(4) 启动软脉冲回波序列,将前面步骤中找到的射频场的中心频率、90° 软脉冲射频的幅值 RFAmp1 和 180° 软脉冲射频的幅值 RFAmp2 填入序列参数列表中,调节参数 D_1 和 D_3 的值,直到找到效果较好的软脉冲回波信号,表示预扫描成功完成。

3. 选择 SE 成像序列 SE 序列相关参数,详见实验原理介绍中的 SE 序列介绍。

4. 将预扫描得到的射频场的中心频率(SF_1+O_1)、90° 软脉冲射频的幅值 RFAmp1 和 180° 软脉冲射频的幅值 RFAmp2 填入参数选项卡中,设定脉冲重复时间 $D_0=200ms$,$G_x=48Gs/cm$,$G_y=50Gs/cm$,$G_z=50Gs/cm$。

5. 启动数据采集过程。

6. 计算应用该序列,完成一幅图像数据采集所需要的数据采集时间。

7. 数据采集完成后,观察 K 空间图像。

8. 重建图像后观察图像。

(二) 图像断面的选择

在其他参数不变的前提下,分别改变参数 slice=0,1,2,观察图像的变化。

slice=0 得到矢状位图像;slice=1 得到横断位图像;slice=2 得到冠状位图像。

当 slice=0 时,界面参数中 G_x、G_y、G_z 分别代表选层梯度、频率梯度、相位梯度。

当 slice=1 时,界面参数中 G_x、G_y、G_z 分别代表相位梯度、选层梯度、频率梯度。

当 slice=2 时,界面参数中 G_x、G_y、G_z 分别代表频率梯度、相位梯度、选层梯度。

(三) 图像空间分辨力的调节

接收带宽(SW)增加一倍或缩小至原来的 1/2,记录图像。

频率编码梯度(G_f)增加一倍或缩小至原来的 1/2,记录图像。

相位编码步数(NE_1)增加一倍或缩小至原来的 1/2,记录图像。

相位编码梯度(G_p)增加一倍或缩小至原来的 1/2,记录图像。

相位编码时间(D_1)增加一倍或缩小至原来的 1/2,记录图像。

(四) 图像信噪比的影响

平均次数(NS)增加一倍或缩小至原来的 1/2,记录图像。

接收增益(RG)增加一倍或缩小至原来的 1/2,记录图像。

(五) 重复时间 T_R 对序列参数的影响

保持其他参数不变,将重复时间 D_0 分别设置为 100ms、300ms、500ms、1 200ms、2 500ms 等,观察并记录图像的变化。

备注：$T_E=D_2+D_1+D_4+D_5+D_3=1\,700\mu s$。

（六）回波时间 T_E 对图像权重的影响

在其他参数不变的情况下，将 D_0 设置为 $1\,000ms$，将回波时间分别设置为 $1\,000\mu s$、$2\,000\mu s$、$3\,000\mu s$、$5\,000\mu s$、$10\,000\mu s$，观察并记录图像的变化。

五、数据处理与结果

1. 射频场中心频率 =＿＿＿＿＿＿＿；均匀性 =＿＿＿＿＿＿＿；90°软脉冲射频的幅值 RFAmp1=＿＿＿＿＿＿＿，180°软脉冲射频的幅值 RFAmp1=＿＿＿＿＿＿＿。

2. 计算得到一幅图像的数据采集时间。

3. 预扫描得到的图像效果和 slice=0，1，2 时的图像效果。

4. 接收带宽（SW）、频率编码梯度（G_f）、相位编码步数（NE_1）、相位编码梯度（G_p）、相位编码时间（D_1）、平均次数（NS）和接收增益（RG）增加一倍或缩小至原来的 1/2 的图像效果。

5. 在其他参数保持不变的情况下，改变 T_R 或 T_E 的值，观察实验结果，记录保存图像，并评价实验结果。

六、仪器使用注意事项

实验前必须保证磁体恒温系统开启超过 5 小时。

七、思考与讨论

1. SE 成像主要涉及哪些参数？
2. SE 序列过程是怎样的？

（刘　念　荣　康）

实验十　反转恢复序列磁共振成像

一、实验目标

（一）知识目标
熟悉反转恢复序列的含义及其应用。

（二）能力目标
通过了解反转恢复序列影像图中相位的作用,区分与其他幅度图的差异。

（三）素质目标
通过对数据进行伪彩色处理,激发学生创新思维及团队协作能力。

二、实验器材

磁共振成像教学仪器。

三、实验原理

反转恢复（inversion recovery,IR）序列的实验原理采用反转恢复法,如图 10-1。可以看出弛豫时间大于 $\ln 2T_1$ 相位为负,弛豫时间小于 $\ln 2T_1$ 相位为正,如果采用不同颜色表示正负就会得到特殊的效果。当某一物质的纵向弛豫时间 $T_1=\ln 2T_1$ 时它的信号为零,称为信号抑制技术,可以对强信号材料的信号进行抑制以显出弱信号物质。常用的有水峰抑制、脂肪抑制等。

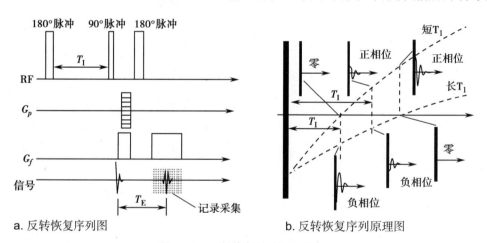

a. 反转恢复序列图　　　　　　　　b. 反转恢复序列原理图

图 10-1　反转恢复法序列示意图

四、内容与步骤

用伪彩色图观察 IR 序列:在试管中放入 T_1 差距较大的样品如水和芝麻油。改变 T_1 观察不同 T_1 下的伪彩色图。放入生物样本观察不同 T_1 下的伪彩色图(图 10-2、图 10-3)。

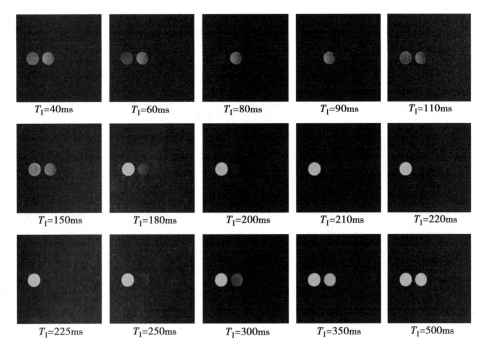

图 10-2　两种不同弛豫时间（右 T_1=80ms，左 T_1=280ms）的 IR 序列伪彩图（见数字彩图）

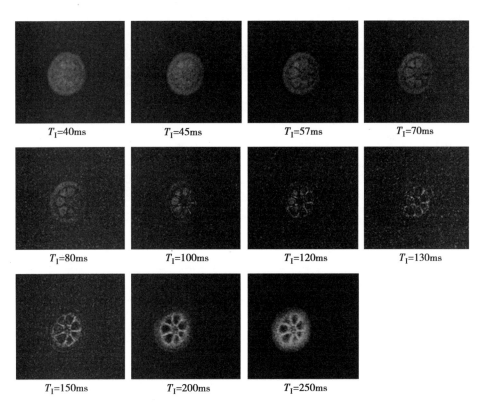

图 10-3　金橘 IR 序列伪彩色图

见数字彩图，红色亮度代表负信号强度，绿色信号代表正信号强度。

五、数据处理与结果

1. 水的 T_1=_____ ms，T_1=_____ ms。
2. 芝麻油的 T_1=_____ ms，T_1=_____ ms。

六、思考与讨论

1. IR 序列的原理是什么？
2. 不同 T_1 弛豫时间的物质是否存在相同的 T_1？
3. 采用 IR 序列时，T_1 时间相近的两种物质信号是否均会被抑制？

（刘 念 荣 康）

第二部分　仿真实验

第一篇　DR 成像原理仿真实验

　　数字 X 线成像(DR)是一种基于数字影像的 X 线成像技术,是临床上影像学检查的重要手段之一,成像过程中曝光条件的选择与成像的效果息息相关。本篇通过六个仿真实验,在巩固 X 线成像相关基础理论的前提下,逐步从理论学习过渡到临床实践。

　　实验十一、十二通过仿真的方法模拟了不同管电压、管电流、曝光时间、滤过及源像距等参数对 X 线能谱曲线的影响,操作者通过调整以上参数并对比实验结果,可以更加直观、具体地理解这些参数的意义。实验十三揭示了 X 线管能量转化的特点并模拟了其散热过程,通过该实验,操作者能更好地理解并利用 X 线管的散热规律,延长 X 线管的使用寿命。实验十四介绍了临床 X 线摄影的基本流程以及影响临床图像质量的一些关键因素。实验十五、十六重点阐述了图像对比度、信噪比及空间分辨力等几个重要的 X 线影像评价指标,并通过仿真的方法对这些指标的主要影响因素进行了详细探讨。

实验十一 不同曝光条件下的 X 线能谱

一、实验目标

(一) 知识目标

1. 了解 X 线的产生。
2. 熟悉连续谱和特征谱的特点。
3. 掌握管电压、管电流和曝光时间对 X 线能谱的影响规律。

(二) 能力目标

1. 能根据要求调整管电压、管电流和曝光时间三个主要曝光参数。
2. 具备观察、总结 X 线能谱变化规律的能力。

(三) 素质目标

1. 培养观察和分析问题的能力,能正确分析引发相同结果的不同原因(如管电流和曝光时间对能谱曲线的影响)。
2. 认识事物由量变到质变的发展过程(如管电压增大到特定值后出现特征谱)。

二、实验器材

计算机、DR 仿真实验软件。

三、实验原理

(一) X 线的产生与组成

临床诊断用 X 线由 X 线管中高速运动的电子撞击靶物质产生。在阴极灯丝和阳极靶之间施加的给电子加速的高压称为管电压,阴极灯丝发射的被管电压加速的电子束流称为管电流。X 线的本质是一种波长较短、频率较高的电磁波,波长介于紫外线与 γ 射线之间。

高速电子与靶物质的原子核相互作用而产生连续 X 线谱。此过程中,高速电子与原子核内层的电子作用,将其击出成为自由电子并在内层轨道产生空位,外层电子向此空位跃迁并将多余能量以 X 线光子的形式释放。由于靶物质原子的各轨道能级差是确定的,因此产生的光子能量也就具有特征性,故而称为特征辐射,产生的 X 线称为特征 X 线谱。

(二) 连续 X 线谱的特点

1. 强度随波长连续变化。
2. 每条连续谱曲线都有一个峰值。
3. 每条连续谱曲线都有一个最短波长(频率最大),称为短波极限,其与管电压满足如下关系:

$$eU = h\nu_{max} = hc/\lambda_{min} \tag{11-1}$$

其中,λ_{min} 为短波极限,ν_{max} 为为管电压 U 下产生的 X 线光谱的最大频率。

4. 连续谱的总强度随管电流增大而增大,随管电压增大而增大。

(三)特征 X 线谱的特点

要使内层电子激发,入射光子能量必须大于内层电子的结合能,即:

$$h\nu \geq W \tag{11-2}$$

W 为靶物质内层电子的轨道结合能(如钨 K 层电子的结合能约为 69.51keV)。不同靶物质的原子结构不同,特征谱也不相同,因此可以利用特征谱来鉴定物质的组成。

(四)X 线的量与质

1. X 线的量可以用管电流(mA)与曝光时间(s)的乘积表示,单位为 mAs。

2. X 线的质表示 X 线的硬度,即穿透物质能力的强弱,由光子能量决定,与光子数量无关。管电压越高,X 线光子能量越大,X 线质越硬。

本实验中,实验者分别调整管电压、管电流和曝光时间等参数,并分析这些参数对 X 线能谱的影响。

四、内容与步骤

1. 打开 DR 虚拟仿真软件,点击"DR Radiography Body-position"进入 DR 机房场景模块后,预设好拍摄体位(可选用线对卡或数字人),点击"DR Radiography"进入 DR 原理与参数设置模块并选中"Imaging"标签页,保持"Inherent Filtration"固有滤过被选中,初始管电压为 100kV,管电流为 300mA,曝光时间为 30ms。

2. 保持初始管电流和曝光时间不变,分别改变管电压为 40kV、60kV、80kV、100kV 和 120kV 并进行曝光,在"Physics"标签页观察能谱曲线的变化情况,观察并总结能谱曲线随管电压变化的规律,分析现象产生的原因,如图 11-1 所示。

3. 将管电压保持为 100kV,曝光时间为 30ms,分别改变管电流为 100mA、200mA、300mA、400mA 和 500mA 并分别曝光,观察并总结能谱曲线随管电流变化的规律并分析原因,如图 11-2 所示。

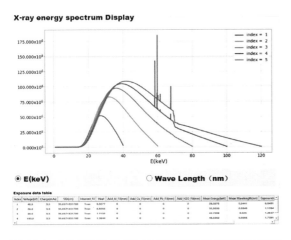

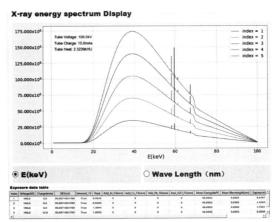

图 11-1 不同管电压下的 X 线能谱曲线(见数字彩图)　　图 11-2 不同管电流下的 X 线能谱曲线(见数字彩图)

4. 将管电压保持为 100kV,管电流保持 300mA,分别改变曝光时间为 10ms、20ms、30ms、40ms 和 50ms,并分别曝光,观察并总结能谱曲线随曝光时间变化的规律并与第 3 步的结果对比分析,如图 11-3 所示。

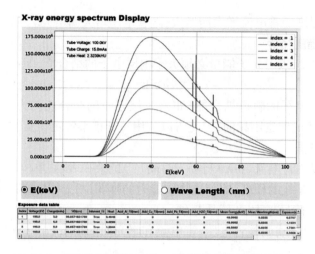

图 11-3　不同曝光时间下的 X 线能谱曲线（见数字彩图）

五、思考与讨论

1. 根据实验结果,简述特征谱和连续谱分别随管电压的增大发生何种变化?
2. 根据实验结果,简述特征谱和连续谱分别随管电流的增大发生何种变化?
3. 结合理论知识,在 X 线成像中,调节管电流和曝光时间,分别对成像的结果有什么影响?

（王紫薇　李真林）

实验十二 X线的衰减与能谱变化

一、实验目标

（一）知识目标
1. 了解固有滤过与附加滤过。
2. 熟悉不同滤过材料的使用对X线能谱的影响。
3. 掌握X线的衰减规律。

（二）能力目标
1. 观察实验结果，总结距离、滤过等因素对X线能谱曲线的影响规律。
2. 能够根据被摄物的特点选择合适的附加滤过。

（三）素质目标
1. 培养独立思考能力（能根据实验结果总结相关规律）。
2. 养成理论联系实际的习惯（用X线的衰减规律指导日后临床检查中的射线防护）。

二、实验器材

计算机、DR仿真实验软件。

三、实验原理

（一）X线的衰减
X线的衰减主要受距离和所穿透物质的影响。

1. 距离导致的X线的衰减　X线从X线管发出后，向空间的各个方向辐射，X线的强度与距离的平方成反比，即以焦点为中心的球面内，半径增加一倍，X线的强度减为四分之一。

2. 物质导致的X线的衰减　当X线穿透物质时，光子与物质中的原子相互作用，引起一部分光子被吸收或散射，导致X线的强度发生衰减。

（二）连续X线的衰减规律
当能谱连续的X线穿透一定厚度的物质时，各能谱成分的衰减并不一致，理论上连续能谱窄束X线的衰减规律为：

$$
\begin{aligned}
I &= I_1 + I_2 + \ldots + I_n \\
&= I_{01}e^{-\mu_1 \chi} + I_{02}e^{-\mu_2 \chi} + \ldots + I_{0n}e^{-\mu_n \chi}
\end{aligned}
\tag{12-1}
$$

式12-1中，I_1、I_2…I_n为不同能量的出射X线的强度，I_{01}、I_{02}…I_{0n}为对应能量的入射X线的强度，μ_1、μ_2…μ_n为各能量下所穿透物质对X线的线性衰减系数，χ为物质的厚度。

当连续X线通过物质时，其质和量都发生变化。所有能量的X线均发生衰减（量减小），但低能成分衰减得更快，导致高能成分的占比反而增加，X线的平均能量增大（线质变硬）。

（三）X线的滤过

在X线管的出口放置一定厚度的均匀金属薄板，以吸收X线束中的低能成分，提高X线的平均能量，此过程称为滤过。加滤过时，滤过板越厚，软X线(低能部分)吸收越多，X线线质硬化越明显。滤过材料的原子序数越大，对低能射线的滤过效果越好。滤过可以减少无用的低能光子对被检者的伤害。

1. 固有滤过　指X线管组件本身的滤过，是从X线管阳极靶面到不可拆卸的滤过板之间滤过的总和，包括X线管的管壁、绝缘油、管套上的窗口和不可拆卸的滤过板等。

2. 附加滤过　从不可拆卸的滤过板到被检体之间的总滤过，是可拆卸滤过板、选择滤过板、遮线器等的滤过之和。

本实验中，实验者调整SID、滤过等参数并完成曝光，观察X线能谱曲线的变化情况并分析总结其衰减规律。

四、内容与步骤

1. 打开DR虚拟仿真软件，点击"DR Radiography Body-position"进入DR机房场景模块后预设好拍摄体位(可选用线对卡或数字人)，点击"DR Radiography"进入DR原理与参数设置模块并选中"Imaging"标签页，初始管电压设为80kV，管电流为300mA，曝光时间30ms。

2. 勾选"Inherent Filtration"固有滤过选项并曝光，保持其他参数不变，取消勾选"Inherent Filtration"并再次曝光，在"Physics"标签页中观察并比较能谱曲线，如图12-1所示。

3. 保持"Inherent Filtration"被选中，保持其他参数不变，分别调整SID为100cm、120cm和140cm并曝光，观察所得到的能谱曲线，并总结其变化规律，如图12-2所示。

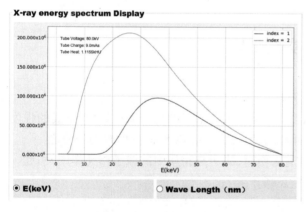

图12-1　固有滤过的有无对能谱曲线的影响(见数字彩图)

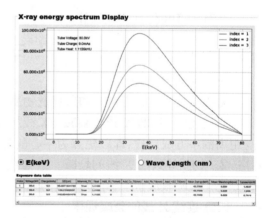

图12-2　不同SID下的X线能谱曲线(见数字彩图)

4. 保持"Inherent Filtration"被选中，保持其他参数不变，将管电压调整为100kV，增加不同的附加滤过材料，分别选择1mm的Al、Pb、Cu、H_2O作为附加滤过并进行曝光，观察能谱曲线的变化，分析其原因，如图12-3所示。

5. 保持"Inherent Filtration"被选中，保持其他参数不变，将管电压调整为100kV，选中附加滤过中的Cu，把厚度依次设置为0mm、0.1mm、0.2mm、0.5mm和1.0mm并曝光，观察能谱曲线的变化，并总结其规律，如图12-4所示。选用其他滤过材料重复本实验，观察并总结规律。

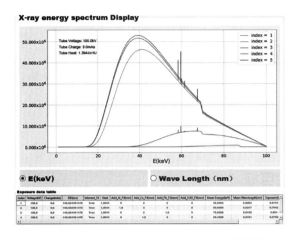

图 12-3　不同附加滤过材料下的 X 线能谱曲线（见数字彩图）

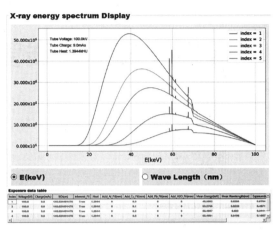

图 12-4　不同厚度的 Cu 附加滤过下的 X 线能谱曲线（见数字彩图）

五、思考与讨论

1. X 线的衰减与 SID 有何种关系,随着 SID 的增加,X 线能谱会出现什么变化?
2. 使用附加滤过后,能谱曲线会发生什么变化,能谱的质与量将如何改变?
3. X 线的衰减还受哪些因素的影响?

（王紫薇　李真林）

实验十三　X线管热容量与散热

一、实验目标

（一）知识目标

1. 了解 X 线管的能量转换过程。
2. 熟悉曝光后 X 线管热量的变化与散热曲线。
3. 掌握 X 线管电压（kV）、管电流与曝光时间（mAs）对 X 线管发热量的影响。

（二）能力目标

1. 能够总结并理解 X 线管的散热规律。
2. 能够利用 X 线管散热规律，延长 X 线管的使用寿命。

（三）素质目标

1. 能够将实践与理论相结合，利用理论知识分析实验结果并发现内在规律。
2. 认识量变引发质变的事物发展过程（过多的热量沉积于靶面导致靶面熔化、开裂损坏）。

二、实验器材

计算机、DR 仿真实验软件。

三、实验原理

（一）X线管能量的转化

X 线管阴极发射出的电子飞向阳极的过程中被电场加速从而具有动能，当电子束撞击阳极金属靶时，只有约 1% 的动能能够转化为 X 线，剩余能量转化为热量并沉积于金属靶（式 13-1）。如果无法有效散热或长期过载使用，金属靶的温度会持续升高进而发生熔化、升华、龟裂、重结晶等，最终使 X 线管寿命缩短或损坏。

$$\frac{碰撞损失}{辐射损失} \approx \frac{816\text{MeV}}{E_k \cdot Z} \tag{13-1}$$

式 13-1 中 E_k 为电子动能（单位 MeV），Z 为原子序数。

（二）X线管的热容量

X 线管的热容量是 X 线管所允许的最大热负荷量。热容量是评价 X 线管热性能的重要参数之一，单位为 HU（heat unit）。一般来说，X 线管的热容量越大，其承载热量的能力就越强，允许的球管输出功率就越大。临床 DR 设备使用的球管热容量一般在 300kHU 以上，CT 设备的球管热容量通常在 2~8MHU，甚至更高。

（三）X线管的散热

X 线管阳极上沉积的热量主要以热传递和热辐射的形式进行散热，最终通过热交换器与外界环境完成热交换,也有球管采用阳极直接油冷、水冷等冷却技术实现快速散热。X线管的散热率是评价球管热性能的另一重要指标,其单位为瓦特(W)或HU/min,临床检查用X线管的散热率一般在30kW或180~1 200kHU/min。

(四)X线管的产热与散热曲线

在单次X线成像中,影响X线管产热的因素包括管电流(mA)、曝光量〔即管电流乘曝光时间(mAs)〕等。影响散热的因素有阳极靶盘大小、转速、材质、冷却方式等,散热过程可以用散热曲线表示。

本实验中,实验者调整曝光参数以观察X线管的产热和散热情况,从而了解X线管的能量转化过程并分析总结其散热规律。

四、内容与步骤

1. 打开DR虚拟仿真软件,点击"DR Radiography Body-position"进入DR机房场景模块后预设好拍摄体位(可选用线对卡或数字人)。

2. 点击"DR Radiography"并选择"Imaging"标签页,保持"Inherent Filtration"固有滤过被选中,SID为100cm,将初始管电压设为100kV,曝光量为10mAs。

3. 保持其他参数不变,将管电压分别调整为60kV、80kV、100kV和120kV,分别曝光并切换到"Physics"标签页,观察不同管电压下X线管热量的变化情况,如图13-1所示。

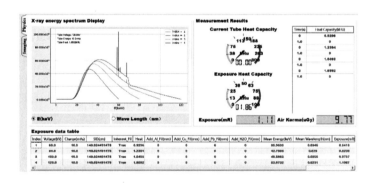

图13-1 不同管电压下X线管的产热情况(见数字彩图)

4. 待X线管完全冷却后,保持管电压为100kV,将曝光量分别调整为10mAs、20mAs、30mAs、40mAs和50mAs,分别曝光并观察不同条件下X线管热量的变化,如图13-2所示。

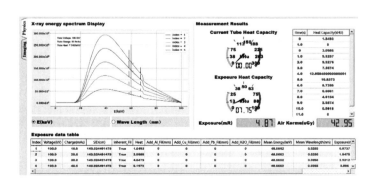

图13-2 不同曝光量下X线管的产热情况(见数字彩图)

5. 待 X 线管完全冷却后,将管电压设置为 150kV,曝光量设置为 800mAs,点击曝光并观察 X 线管热量随时间的变化情况,如图 13-3 所示。待 X 线管完全冷却后,导出 excel 数据并以时间为横坐标,热容量为纵坐标,做出球管散热曲线。

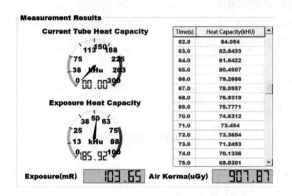

图 13-3　X 线管的散热过程(见数字彩图)

五、思考与讨论

1. X 线管过热的危害有哪些? X 线管的散热方法有哪些?
2. 根据式 13-1 分别计算 100kV 和 150kV 管电压下钨靶的能量转换效率。
3. X 线管的热量变化与被测物是否有关? 更换人体模型重复本实验。

(张　翔)

实验十四　X线平面成像

一、实验目标

(一)知识目标

1. 了解 X 线平面成像的基本流程。
2. 熟悉人体模型、X 线管和探测器的基本设置和调节方法。

(二)能力目标

1. 能根据所摄体位,正确调节 X 线管和探测器的位置。
2. 能够选择合适的曝光参数,得到清晰图像。

(三)素质目标

1. 培养独立思考的能力(能自行调整曝光参数并获得清晰图像)。
2. 增强对患者的辐射防护意识和人文关怀(能利用限束器限制合适照射野范围)。

二、实验器材

计算机、DR 仿真实验软件。

三、实验原理

(一)X线与人体的相互作用

当 X 线穿过人体时,由于人体组织种类和厚度上的差异,使得其具有不同的衰减系数,导致 X 线的透过量也不同(式 14-1),进而使透过的 X 线束携带有人体组织信息。当其被探测器采集时将形成含有人体组织信息的图像。

$$I=BI_0\mathrm{e}^{-\mu'd} \tag{14-1}$$

其中 B 为积累因子;μ' 为被检体的有效线性衰减系数;d 为被检体的厚度,I 为出射 X 线的强度,I_0 为入射 X 线的强度。

(二)DR 成像链与影响 X 线平面成像的因素

从 X 线管发射 X 线,经过滤过、被检体、准直器/滤线栅、探测器到计算机显示,整个过程就是 DR 的成像链。凡是能够影响以上过程的参数,如 X 线的量和质、固有滤过与附加滤过、源像距(SID)、X 线入射角度、被检体因素、滤线栅种类、探测器性能、A/D 转换等均会影响最终的图像质量。只有严格控制以上因素才能得到理想的 X 线图像。

本实验通过虚拟仿真的方式让实验者了解临床 DR 检查的基本流程。

四、内容与步骤

1. 打开 DR 虚拟仿真软件,点击 "DR Radiography Body-position" 进入 DR 机房场景模块后

预设好拍摄体位。球管机位选择"竖直检查",探测器选择"竖直探测器"并置入,检查部位和摆位选择"胸部""胸部后前位"并预设,分别调整好人体摆位、X线管的位置和准直范围,如图 14-1 所示。

2. 点击"DR Radiography"并选中"Imaging"标签页,点击"REGISTER"登记被检者信息,如图 14-2 所示。

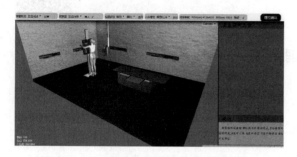

图 14-1 摆位及场景设置(见数字彩图)

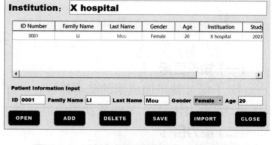

图 14-2 被检者信息登记(见数字彩图)

3. 在"Sample Selection"下拉列表中选择"chest"(胸部),然后选择"general PA"(后前正位)。分别调节管电压为 120kV,管电流为 300mA,曝光时间为 30ms,SID 为 100cm,点击曝光按钮并保存图像,如图 14-3 所示。

4. 调整各曝光参数,附加滤过、焦点大小等因素并分别曝光,比较并讨论各因素变化对于图像的影响。

5. 回到 DR 机房场景模块,选择其他检查部位并按照上述流程进行设置和曝光。

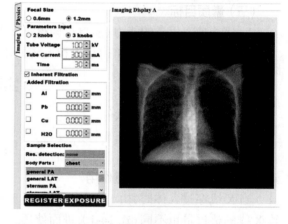

图 14-3 曝光参数设置与胸部正位像(见数字彩图)

五、思考与讨论

1. 是否曝光量越大图像就越好?为什么?
2. 试讨论如何在曝光量、图像质量和辐射安全上取得平衡。

(张 翔)

实验十五　X 线影像的对比度和信噪比

一、实验目标

(一) 知识目标

1. 了解 X 线影像质量评价的意义。
2. 熟悉 X 线影像对比度和信噪比的概念。
3. 掌握管电压和管电流对 X 线成像质量的影响规律。

(二) 能力目标

1. 能够对实验数据和结果进行分析和讨论。
2. 能够总结管电压和管电流对影像对比度和信噪比的影响规律。

(三) 素质目标

1. 培养学生的观察能力和分析问题的能力,能够准确地分析和解释实验结果。
2. 通过理论与实践的结合,形成科学的思维方式,培养学生的科学素养。

二、实验器材

计算机、DR 仿真实验软件。

三、实验原理

(一) X 线影像的信噪比和对比度

X 线影像利用了不同组织对 X 线的衰减差异来对物体内部进行成像。信噪比(signal to noise ratio,SNR)和对比度(contrast)是衡量 X 线影像质量的两个重要指标。

X 线影像的信噪比是有用图像信号的强度与噪声强度之比,信噪比越高,图像质量越好,相反,则图像质量越差。X 线成像系统的信噪比必须大于 5 才能确保物体能被检出。

X 线影像的对比度反映不同区域的差异程度,一般用图像的灰度来表示,密度差异大的组织在 X 线影像上显示为较大的灰度差异,即有高的对比度。

(二) 影响信噪比和对比度的因素

在 X 线影像中,凡是能够改变有用图像信号强度或改变噪声强度的因素均能影响信噪比,如管电流(mA)、管电压(kV)、曝光时间(s)、物体密度、厚度、滤线栅的使用、后处理方法等。

X 线影像对比度除了与被摄物体本身的性质(如密度、有效原子序数等)有关之外,还受成像系统(如平板探测器的性能、滤线栅的使用)及成像参数(管电压、曝光量的选择)影响。

本实验通过调整管电压和曝光量分别获得具有不同信噪比和对比度的图像,实验者通过观察并结合理论分析曝光参数的改变对信噪比和对比度的影响。

四、内容与步骤

1. 打开 DR 虚拟仿真软件,点击"DR Radiography Body-position"进入 DR 机房场景模块后预设好拍摄体位,球管机位选择"竖直检查",探测器选择"竖直探测器"并置入,检查部位和摆位选择"胸部""胸部后前位"并预设,分别调整好人体摆位、X 线管的位置和准直范围。

2. 点击"DR Radiography"并选中"Imaging"标签页,点击"REGISTER"登记被检者信息。在"Sample Selection"下拉列表中选择"chest"(胸部),然后选择"general PA"(后前正位)。初始管电压设为 100kV,曝光时间为 30ms,SID 为 100cm。

3. 保持其他参数不变,将管电压分别调整为 50mA、100mA、200mA 和 300mA,分别曝光并观察不同管电流下 X 线影像信噪比和对比度的变化情况,如图 15-1 所示。

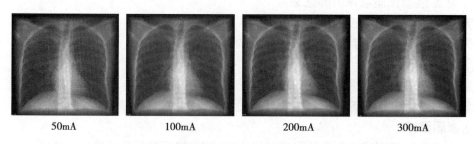

| 50mA | 100mA | 200mA | 300mA |

图 15-1 不同管电流对 X 线影像信噪比和对比度的影响

4. 保持曝光时间和 SID 不变,管电流设置为 100mA,将管电压分别调整为 60kV、80kV、100kV 和 120kV,分别曝光并观察不同管电压下 X 线影像信噪比和对比度的变化情况,如图 15-2 所示。

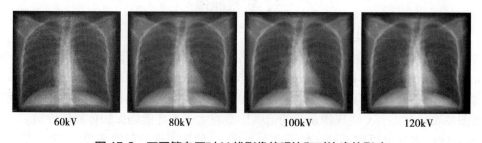

| 60kV | 80kV | 100kV | 120kV |

图 15-2 不同管电压对 X 线影像信噪比和对比度的影响

五、思考与讨论

1. 管电压与曝光量如何影响 X 线影像的信噪比?
2. 管电压与曝光量如何影响 X 线影像的对比度?
3. 除了调节管电压和管电流之外,还有哪些方法可以改善图像的对比度和信噪比?

(王 川)

实验十六　X线影像的分辨力

一、实验目标

(一)知识目标

1. 了解线对卡的结构。
2. 熟悉 X 线影像的空间分辨力的概念及基本测试方法。
3. 掌握 X 线影像分辨力对图像质量的影响。

(二)能力目标

1. 能够使用线对卡测试分辨力并分析其结果。
2. 能理解不同曝光参数对分辨力的影响。

(三)素质目标

1. 培养学生的观察能力和分析问题的能力,能通过观察实验结果并结合理论正确分析各曝光参数对分辨力产生影响的原因。
2. 增强对患者的辐射防护意识和人文关怀(能利用滤线栅等减少散射线对患者的伤害)。

二、实验器材

计算机、DR 仿真实验软件。

三、实验原理

(一)X 线影像的分辨力

DR 的分辨力(此处指空间分辨力)是成像系统区分相互靠近物体的能力,它是评价成像设备性能的重要参数之一,也决定了临床上能够观测到的最小病灶的尺寸。

影响 X 线影像分辨力的因素很多,最主要的有焦点大小、探测器性能,此外 X 线的能量、曝光量、模糊程度等因素也会对图像的分辨力产生影响。

(二)空间分辨力的测试与评价

在实际中,通常利用线对卡对 X 线的分辨力进行测试和评价。线对卡是印制在透明胶片上的由不同宽度的多组线对构成的图形,如图 16-1 所示。在 X 线下对线对卡进行曝光,可以清晰观察到线与线的间距,这些间距可以用于计算系统的空间分辨力,单位为 lp/mm,即每毫米的线对数量。

本实验中,实验者将通过调整焦点大小、管电压和曝光量测试成像系统的空间分辨力,并结合理论分析上述因素对分辨力的影响。

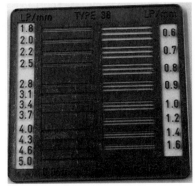

图 16-1　线对卡

四、内容与步骤

1. 打开 DR 虚拟仿真软件,点击"DR Radiography Body-position"进入 DR 机房场景模块,球管机位选择"水平检查",探测器选择"水平探测器"并置入,检查部位选择"其他""线对卡",人体摆位选择"线对卡",分别调整好线对卡、球管的位置及准直范围。

2. 点击"DR Radiography"并选择"Imaging"标签页,在"Sample Selection"下拉列表中选择"space resolution"。

3. 将管电压设为 60kV,曝光量为 30mAs,SID 为 100cm。焦点大小选择 0.6mm 和 1.2mm 并分别曝光,观察线对卡并尽可能地分辨出更多的线对,根据理论知识分析焦点大小对图像空间分辨力的影响,如图 16-2 所示。

4. 将管电压设为 70kV,曝光量为 10mAs,将 SID 分别调整为 80cm、100cm、120cm 和 140cm,分别曝光并观察不同 SID 下图像分辨力的变化,如图 16-3 所示。

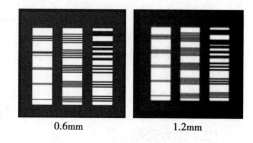

0.6mm   1.2mm

图 16-2　不同焦点下的 X 线影像

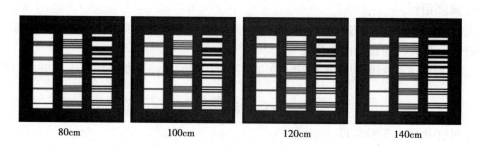

80cm   100cm   120cm   140cm

图 16-3　不同 SID 下的 X 线影像

五、思考与讨论

1. 在 X 线成像过程中,焦点大小如何影响图像的空间分辨力?
2. 管电压是否会影响 X 线影像的空间分辨力?
3. 设计一个实验,探究不同的管电流对 X 线影像空间分辨力的影响,并分析原因。

(王　川)

第二篇 CT 成像原理仿真实验

计算机断层成像（CT）是一种利用 X 线衰减效用的人体断层成像技术，是目前临床上影像学检查使用最广泛的手段，对 CT 成像的原始数据采集过程、图像重建方法、图像质量的控制以及常见伪影的理解，是后续从事检查技术工作的重要基础。本篇通过五个仿真实验，使学习者在巩固 CT 成像基础原理的前提下，逐步从理论学习过渡到临床实践。

实验十七、十八分别通过仿真的方法模拟笔形束和扇形束 CT 的原始投影数据采集和正弦图填充，并应用反投影法和滤波反投影法实现图像重建，通过对从简单到复杂的样品的数据采集和图像重建的动态可视化展示，深入理解 CT 成像原理。实验十九则通过滤波反投影和迭代重建方法对相同的原始数据进行重建后的效果对比，了解重建方法的区别和图像差异，并进行不同滤波函数下的滤波反投影重建结果对比。实验二十通过不同模型的图像，实现空间分辨力和密度分辨力的模拟测试和评价。实验二十一通过设置不同的因素模拟，开展常见的 CT 伪影，比如探测器失效、球管打火等伪影实验操作。

实验十七 笔形束 CT 原始数据采集与图像重建过程

一、实验目标

(一) 知识目标

1. 了解 X-CT 成像的原始数据采集过程和图像重建过程。
2. 熟悉笔形束 X-CT 成像的图像重建原理。
3. 掌握笔形束 X-CT 的原始投影数据的采集原理和正弦图含义。

(二) 能力目标

1. 通过 CT 图像重建的过程实验,提高对临床应用技术的理解和认知。
2. 通过调整扫描参数观察实验结果的变化,思考并总结 CT 成像的理论知识。

(三) 素质目标

1. 从基础出发,夯实理论基础的学习和研究认知。
2. 了解从物理原理到工程设备再到临床应用的技术发明、转化、应用路径。

二、实验器材

计算机、CT 仿真实验软件。

三、实验原理

(一) CT 成像过程

CT 成像分为两个过程:原始数据采集过程和图像重建过程。

CT 原始数据空间为正弦图,因此原始数据采集过程又称为正弦图填充过程,该过程涉及硬件和样品。图像重建过程为将正弦图经反投影算法或其他算法进行重建,得到 CT 图像的过程,该过程只涉及算法和软件。

(二) 笔形束 CT 原始数据采集过程(原始数据填充)

第一步:获取一个投影点。球管发出笔形束射线(理想状态下可认为是单一均质能量的射线)穿过人体后,经探测器检测,得到一个投影点,如图 17-1a 所示,填充在原始数据空间的第一列的第一个点。对于射线路径上的多个体素,投影点的值就是多个体素的 μ 值之和。

第二步:获取一根投影线。在第一步基础上,同时平移球管和探测器一段距离(探测器宽度)后,发出射线并探测射线,同理可得到第二个投影点。如此平移覆盖整个样品,可得到一条投影线,如图 17-1b 所示,填充在原始数据空间的第一列。

第三步:获取多根投影线。球管和探测器旋转一定角度(step angle)(如 1°)后,反向平移。和第二步过程相同,获取第二条投影线,如图 17-1c 所示,填充在原始数据空间的第二列。此时射线与第一步中射线角度之间的差,称为投影步进角度。

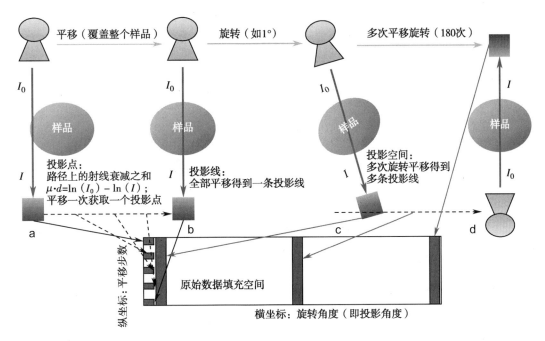

图 17-1 笔形束 CT 的原始数据采集与正弦图填充过程（见数字彩图）

第四步：获取投影空间。重复第三步，每次旋转一个步进后，平移获取一条投影线，直到旋转完成 180°，获取足够投影线填充满原始数据空间的所有列，如图 17-1d 所示。

正弦图：上述存储投影线的数据空间称为原始数据空间。样品中的每一个体素，在上述投影线数据空间中的轨迹都是一根正弦线，即 CT 原始数据空间是一系列正弦线的叠加，故又称为正弦图（sinogram）。实验过程中会动态展示出该过程。

（三）滤波反投影（FBP）重建过程

图像重建过程是采用各种算法程序实现从原始数据空间到图像的转换过程。重建算法有不同种类，比如迭代法（ART）、反投影（BP）重建法、傅里叶变换（FT）重建法等，最为常用的是滤波反投影（FBP）重建法。

反投影重建算法的基本原理是：将正弦图中的投影线，按照其投影过来的角度反投影回去。所有投影线都反投回去后，原始样品的衰减系数轮廓将得以显现。

但直接经反投影重建的组织边界会因为放射状伪影而模糊。将投影线数据经特定滤波函数滤波（将投影线与滤波函数进行卷积）后，再经反投影重建，可消除放射状伪影，组织边界清晰。如图 17-2 所示。

四、内容与步骤

（一）笔形束数据采集

（1）进入 CTSim 界面窗口（实验软件介绍见附录）。

（2）保持默认参数，此时样品默认为扫描中心的单体素样品。单击扫描按钮，观察笔形束 CT 扫描过程以及正弦图动态填充过程。

回答问题：单体素的数据轨迹为何不是正弦线？

（3）单击样品切换符号 ">" 选择样品 2，为位置偏离扫描中心的单体素样品。单击扫描按钮，观察笔形束 CT 扫描过程以及正弦图动态填充过程。

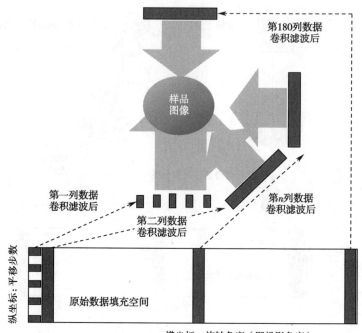

图 17-2　滤波反投影重建算法原理示意图（见数字彩图）

回答问题：样品 2 与样品 1 的数据轨迹有何不同？说明原因。

（4）单击样品切换符号"＞"选择样品 3，为位置偏离扫描中心的双体素样品。单击扫描按钮，观察正弦图动态填充过程。

回答问题：样品 3 与样品 2 的数据轨迹有何不同？说明原因。

（5）单击样品切换符号"＞"选择样品 4，为位置偏离扫描中心、密度不同的双体素样品，位置与样品 3 相比有变化。单击扫描按钮，观察正弦图动态填充过程。

回答问题：样品 4 与样品 3 的数据轨迹有何不同？说明原因。

（6）单击样品切换符号"＞"选择样品 5，为密度不同的多体素样品。单击扫描按钮，观察正弦图动态填充过程。

回答问题：样品 5 与样品 1、2、3、4 的数据轨迹有何不同？说明原因。

（7）单击样品切换符号"＞"选择样品 6，为密度不同的模块样品。单击扫描按钮，观察正弦图动态填充过程。

回答问题：样品 6 的数据轨迹有何不同？说明原因。

上述步骤的正弦图如图 17-3 所示。

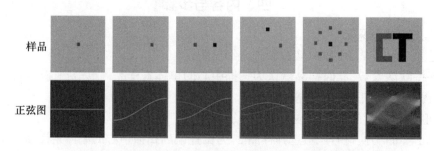

图 17-3　样品 1 到样品 6 的模型及其对应的正弦图（见数字彩图）

（8）由上述步骤,总结得出正弦图的含义。

（二）笔形束 CT 图像重建过程

（1）在步骤 7 的基础上,单击重建,此时默认为 BP 算法,观察图像重建的过程。重建完成后,观察图像与样品在边缘上的差异。

（2）选择 FBP 算法,单击重建,观察图像重建的过程。重建完成后,观察图像与用 BP 算法重建图像的差异,并思考原因。

（3）分别对样品 1 到样品 5,采集正弦图后,分别应用 BP 和 FBP 算法重建得到图像,并对比图像效果。

（4）基于上述步骤,总结 BP 和 FBP 算法对重建图像效果的差异。上述样品重建得到的图像如图 17-4 所示。

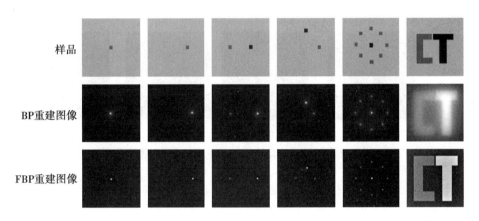

图 17-4　样品 1 到样品 6 原始数据分别经 BP 和 FBP 重建得到的图像

（三）旋转角度对结果的影响

选择样品 2,分别调节旋转角度为 90°、270°和 360°,采集正弦图和重建图像,如图 17-5 所示。分别观察以上角度与 180°的正弦图和重建图像的差异,并说明原因。

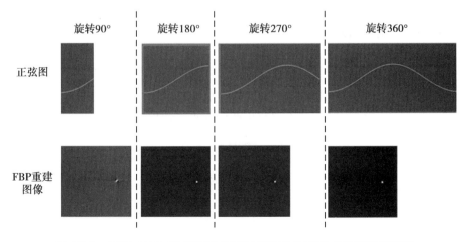

图 17-5　样品 2 在不同旋转角度下的正弦图和 FBP 重建图像的比较

（四）旋转步进角度对结果的影响

（1）选择样品 2，分别调节旋转步进角度为 1°、3°、6° 和 12°，采集正弦图和重建图像，如图 17-6 所示。分别观察正弦图和重建图像的差异，并说明原因。

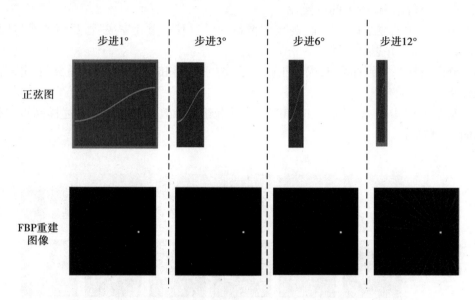

图 17-6　样品 2 在不同步进角度下的正弦图和 FBP 重建图像的比较

（2）对比（三）和（四）的正弦图，尽管旋转角度和步进角度都会影响正弦图数据，但二者影响的规律是否相同？试给出说明。

（五）选做实验

（1）可以保存模拟采集的原始正弦图数据，自行应用 iradon 函数在 matlab 或 python 环境下编程重建图像。

（2）可自行手动绘制样品，经数据采集后并重建图像。

五、数据处理与结果

（1）操作并记录样品 1 到样品 5，在旋转角度为 360° 时的正弦图。思考单体素样品的位置不同，对正弦图的影响体现在哪里？

（2）任意选择一个样品，采用不同的旋转角度（90°，180°，270°，360°）扫描并用 FBP 重建图像，记录正弦图和图像，并说明不同旋转角度对正弦图和重建图像的影响。

（3）任意选择一个样品，采用不同的步进角度（1°，3°，6°，9°，18°）扫描并用 FBP 重建图像，记录正弦图和图像，并说明不同步进角度对正弦图和重建图像的影响。

六、思考与讨论

1. 简述笔形束 CT 的原始数据采集步骤和正弦图填充过程。
2. 简述正弦图的含义，着重关注正弦图横坐标和纵坐标的意义。
3. 为什么需要在反投影之前对投影数据进行滤波？

（武　杰）

实验十八　扇形束 CT 原始数据采集与图像重建过程

一、实验目标

(一) 知识目标

1. 了解 X-CT 成像的原始数据采集过程和图像重建过程。
2. 熟悉扇形束 X-CT 成像的图像重建原理。
3. 掌握扇形束 X-CT 的重建相关参数。

(二) 能力目标

1. 通过扇形束 CT 图像重建过程的实验,提高对临床应用技术的理解和认知。
2. 通过调整扫描参数观察实验结果的变化,思考总结 CT 成像的理论知识。

(三) 素质目标

1. 从基础出发,夯实理论基础的学习和研究认知。
2. 了解从物理原理到工程设备再到临床应用的技术发明、转化、应用的路径。

二、实验器材

计算机、CT 仿真实验软件。

三、实验原理

扇形束 CT 扫描重建是在笔形束重建算法基础上发展而来的。

(一) 扇形束 CT 数据采集方式

扇形束 CT 探测器的排列方式有两种形式,一种为等角扇形束,一种为等距扇形束(图 18-1)。等角扇形束通过一系列长度相同的模块组成,这些模块在以球管焦斑中心为圆心的弧面

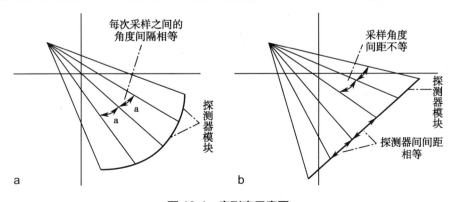

图 18-1　扇形束示意图
a. 等角扇形束;b. 等距扇形束。

进行等角排布。

等距扇形束其实就是平板探测器,在平板探测器上的采样间距是等距的,这造成采样角度间隔不相等。本仿真实验仪模拟的是等角探测模式。

(二)扇形束 CT 正弦图填充过程

如图 18-2 所示,与笔形束的单根射线不同,扇形束 CT 发出的是可包含整个样品区域的扇形射线束,因此,球管在某一个角度曝光后,穿透样品的射线束可在对侧的探测器环上,同时形成一条投影线,该投影线填充为正弦图的一列。此后,球管和探测器作为整体,围绕受检样品旋转一定角度后再次曝光,可填充另一列数据。依次类推,球管和探测器围绕样品旋转 360°,可以填满整个正弦图。正弦图的横坐标为旋转的角度,纵坐标为检测数据的环形探测器编号。与笔形束正反方向投影的射线穿透路径等效不同,扇形束正反方向投影时,其射线穿透路径是不同的,因此需要旋转投影 360°才能得到完整的数据。但也有算法可从 180°的扇形正弦图中,恢复出另外一半的数据,进而缩短采集时间。

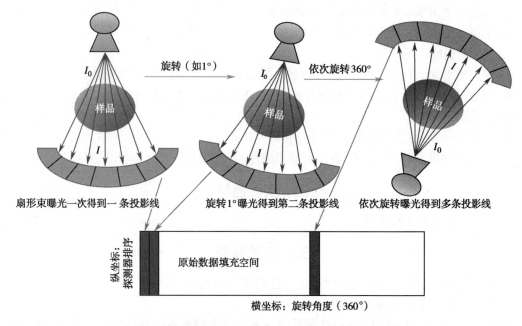

图 18-2　等角扇形束 CT 原始数据填充过程(见数字彩图)

(三)扇形束 CT 图像滤波反投影重建过程

如图 18-3 所示,扇形束重建公式与笔形束重建公式在思路上是类似的,都是将正弦图数据按照投影角度进行滤波反投影回去,最终进行累加形成 CT 图像。与笔形束重建唯一的区别是,每列数据(每个角度的投影线)的每个数据点,都需要按照其投影时与球管中心(可认为是点源)的张角进行扇形展宽计算后,再经反投影,逐次累积,最终形成 CT 图像。

四、内容与步骤

(一)扇形束数据采集

(1)进入 CTSim 界面窗口。

(2)点击"扇形束扫描",进入扇形束扫描界面。

(3)选择样品 1 或 2,在参数不变的情况下,进行扇形束 CT 数据采集(图 18-4)。

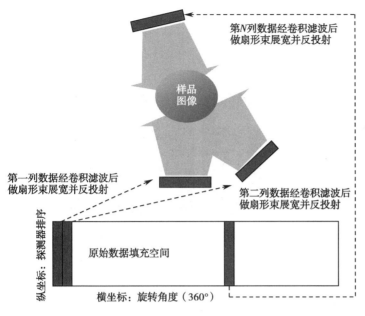

图 18-3　等角扇形束 CT 重建过程（见数字彩图）

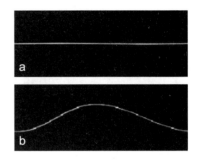

图 18-4　扇形束扫描正弦图
a. 样品 1；b. 样品 2。

（4）选择样品 3 或 4，在参数不变的情况下，进行扇形束 CT 数据采集，在相同样品时与笔形束正弦图进行对比。

（二）采集参数的影响

（1）选择样品 2，设置源心距 500mm，进行扫描和重建图像，如图 18-5 所示。

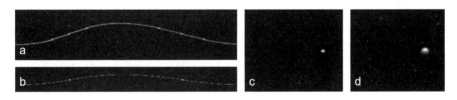

图 18-5　源心距对正弦图与成像结果的影响
a. 正弦图，250mm；b. 正弦图，500mm；c. 重建图像，250mm；d. 重建图像，500mm。

（2）选择样品 6 或人体头部样品，选择不同步进角度，保存并观察重建图像。

（3）源心距调整为 250mm，分别步进 1° 和 3°，得到正弦图与重建图像（图 18-6）。

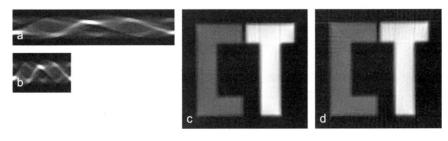

图 18-6　步进角度对正弦图与成像结果的影响
a. 正弦图，1°；b. 正弦图，3°；c. 重建图像，1°；d. 重建图像，3°。

（4）选择不同步进角度，采用样品 6 和人体头部样品进行实验，保存并观察重建图像。

（5）步进角度重新调整为 1°，探测器对应角度分别选 0.5° 和 2°，其他参数不变的情况下，对样品 6 进行实验（图 18-7）。

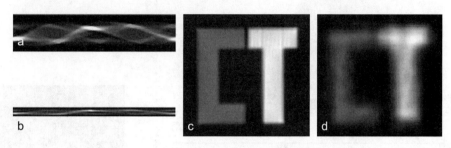

图 18-7　探测器对应角度对正弦图与成像结果的影响
a. 正弦图，0.5°；b. 正弦图，2°；c. 重建图像，0.5°；d. 重建图像，2°。

五、思考与讨论

1. 结合正弦图与重建过程，分析源心距对成像效果的影响。同时，源心距也不能设得太小，想一想为什么？

2. 其他参数不变的情况下，选择样品 6，进行实验，随着步进增大，重建图有何明显变化？

3. 结合正弦图与重建过程，分析步进角度变化对重建图像的影响。

4. 结合正弦图与重建过程，改变探测器对应角度时，重建图有何明显变化？分析其原因。

（武　杰）

实验十九　重建方法和滤波函数对 CT 重建图像的影响

一、实验目标

(一) 知识目标

1. 了解 CT 滤波函数设计理论。

2. 熟悉滤波反投影方法的基本原理、滤波函数各参数的调节方法、各个重建参数对重建图像的影响。

3. 掌握 CT 的重建原理、滤波函数设计对 CT 图像重建效果的影响。

(二) 能力目标

1. 能通过调整重建方法、滤波函数等参数,实现各类成像参数对重建图像的影响分析。

2. 能通过分析各类滤波函数对重建图像的影响,实现对 CT 重建图像的基本原理的理解。

(三) 素质目标

1. 增强对理论(CT 成像原理)与实践(CT 图像重建效果)相结合的认识。

2. 提升从现象(参数变化导致 CT 图像变化)中理解理论知识、应用理论知识的能力。

二、实验器材

计算机、CT 仿真实验软件。

三、实验原理

(一) 重建方法

CT 图像重建方法的基本原理是根据 X 线在被照射物体内的吸收情况,利用一组旋转的投影数据计算出该物体在不同方向上的吸收强度,然后根据这些投影数据重建物体在平面内的分布信息,最终重建出物体在三维空间上各切面的数值分布。具体而言,与被照射物体交互的 X 线能量会发生各种变化,而这些变化在通过其他材质时可以被探测器接收到。X 线通过物体时,被吸收的辐射量会导致探测器接收到的 X 线强度减小。在整个旋转过程中,探测器记录了 X 线通过物体的投影数据。从这些数据中,可以得到物体在不同方向上的吸收强度分布。通过计算、分析和重组这些数据,可以得到重建图像。总的来说,CT 图像重建方法的基本原理是通过利用吸收和传输性质,来计算物体在不同方向和位置上的吸收强度,并将这些信息编码为一个三维数据,以得到物体的三维形态。

CT(计算机断层扫描)图像的重建方法主要包括滤波反投影法和迭代重建法。

1. 滤波反投影法　是 CT 图像最简单的重建方法,其基本原理是根据被照射物体对 X 线的吸收情况,造成不同位置的探测器产生信号强度差异,通过一组旋转的投影数据得到物体在平面内的分布信息,从而得到物体在三维空间内各切面上的数值分布。在滤波反投影法中,重建过程可以看成是一个以投影数据为输入,以图像为输出的滤波器。最终,将各个切面上的数据组合起来,就得到了整个物体的三维分布信息。

2. 迭代重建法 基本思想是从一开始就把问题离散化。先建立一个 $n \times n$ 的空间网格矩阵作为重建图像的存储空间,这样,每个矩阵元的数值大小对应图像的像素大小。首先对每个矩阵元的值进行原始估计,在此基础上估算每个投影方向上探测器获得的可能计数(即正投影);再将正投影数据与探测器实际采集的投影数据进行比较,用于更新原始估计数据。不断重复此过程,直至下一次迭代结果无限接近原始投影。

两种重建方法有不同的优缺点。滤波反投影法的优点是简单易懂、快速、重建图像质量较高,但需要较多的探测器和计算器。迭代重建法则相对稳定,能用于稀疏采样和物体旋转动态过程的重建。在实际应用中,应该根据具体情况选择不同的重建方法。

(二)滤波函数

滤波过程作为滤波反投影法的一个非常重要的过程,是 CT 图像重建质量的关键,选择一个好的滤波函数非常重要。扇形束重建过程中应用了斜坡函数(Ramp 函数),该函数的作用是为了消除反投影过程中的星形伪影。仅通过 Ramp 函数滤波,虽然可使边缘清晰(锐利),但同时会导致其他区域的信号抖动严重,信噪比降低。因此须在 Ramp 函数基础上,考虑不同加窗函数,来决定振幅大小与截止频率,使得在尽量降低信号抖动的基础上,保持边缘清晰,得到更好的图像效果。

用于 CT 图像重建的现有的窗函数包括 Hanning 窗函数、Hamming 窗函数、Blackman 窗函数、Butterworth 窗函数和 Gaussian 窗函数等。

滤波器好坏除了直接通过重建效果来判断外,也可以从时域滤波函数出发,旁瓣的幅度与幅值和主瓣的半宽度越小,则图像空间分辨力和密度分辨力越高。空间分辨力和密度分辨力之间存在一定的制约关系,针对具体情况,选择合适的侧重点。

四、内容与步骤

(一)重建方法对笔形束 CT 重建图像的影响

(1)进入 CT 仿真实验软件界面;点击"笔形束 CT 扫描",进入笔形束 CT 扫描界面。

(2)参数设置:Rotate Angle=180°;Step Angle=1°;Image Matrix=512×512。样品选择:Sample Model 6。

(3)重建方法选择:Method=FPB。

(4)观测扫描过程与重建过程,得到如下重建图像(图 19-1)。

(5)更换重建方法:Method=ART。

(6)观测扫描过程与重建过程,得到如下重建图像(图 19-2)。

(7)在重建算法下拉框内,选择 ART 算法。保持默认迭代因子为 0.1,迭代次数分别选择 2 和 10,记录迭代的时间并观察重建图像的效果(图 19-3)。

(8)保持迭代次数为 10,迭代因子分别选择 0.1 和 1,记录迭代的时间并观察重建图像的效果(图 19-4)。

(二)重建方法对扇形束 CT 重建图像的影响

(1)返回 CT 仿真实验软件界面,点击"扇形束扫描",进入扇形束扫描界面。

(2)参数设置:Rotate Angle=360°;Step Angle=1°;Image Matrix=512×512;Detector Width=0.5。样品选择:Sample Model 6。

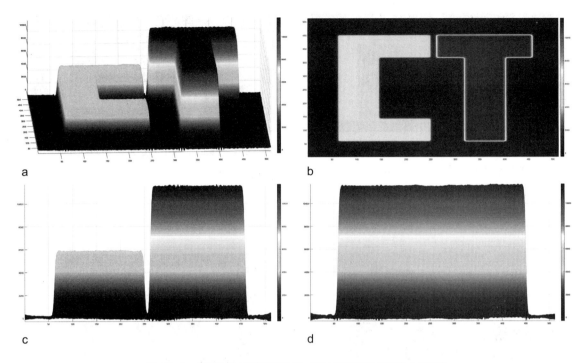

图 19-1 基于滤波反投影法的 CT 重建图像(见数字彩图)
a. 三维强度图;b. xOy 视角图;c. xOz 视角图;d. yOz 视角图。

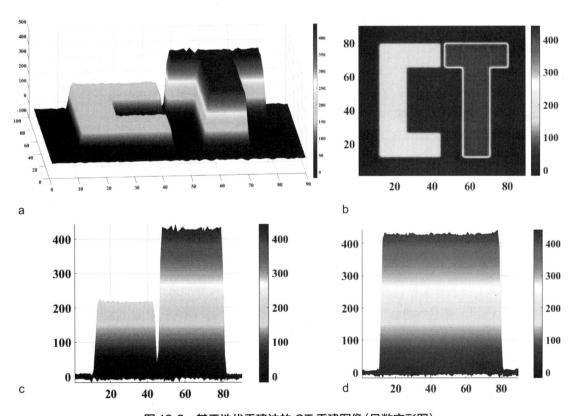

图 19-2 基于迭代重建法的 CT 重建图像(见数字彩图)
a. 三维强度图;b. xOy 视角图;c. xOz 视角图;d. yOz 视角图。

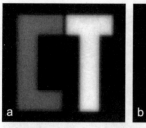 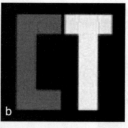 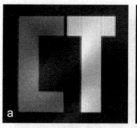 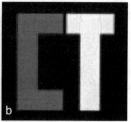

图 19-3 样品 6 在不同迭代次数的重建结果
a. 迭代次数为 2;b. 迭代次数为 10。

图 19-4 样品 6 在不同迭代因子时的重建结果
a. 迭代因子为 1;b. 迭代因子为 0.1。

（3）观测扫描过程与重建过程,得到如下重建图像(图 19-5)。

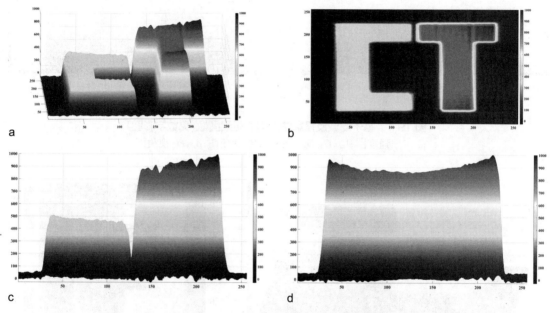

图 19-5 基于扇形束的滤波反投影重建法的 CT 重建图像(见数字彩图)
a. 三维强度图;b. xOy 视角图;c. xOz 视角图;d. yOz 视角图。

（4）保持相同的样品,重复上述步骤,对比不同重建方法及其设置参数对 CT 图像重建的影响,记录图像并分析其原因。

（三）滤波函数对 CT 重建图像的影响

（1）在 CT 仿真实验软件界面,点击"扇形束扫描",进入扇形束扫描界面。

（2）点击"Filter Design",可以调出滤波器设计界面,如图 19-6 所示。注:系统默认的滤波器为"Ramp Function"。

（3）参数设置:Rotate Angle=360°;Step Angle=1°;Image Matrix=512×512;Detector Width=0.5。样品选择:Sample Model 1。

（4）观测扫描过程与重建过程,得到如下重建图像(图 19-7)。

（5）如要在 Ramp 基础上叠加滤波器,可通过单选框进行选择,然后点击"Confirm"按钮,会在右侧显示相应的频域与空间域函数,再点击"Save"可将选中的滤波器添加。

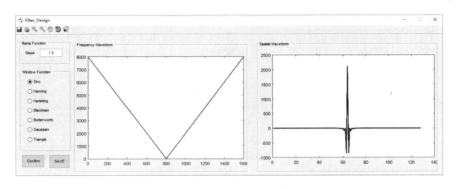

图 19-6　滤波器设计界面（见数字彩图）

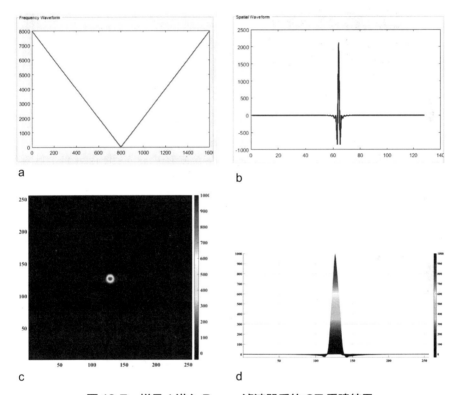

图 19-7　样品 1 进入 Ramp 滤波器后的 CT 重建结果
a. 滤波器频域波形；b. 滤波器空间域主瓣与旁瓣波形；c. 滤波后图像；d. 滤波后图像
强度图（见数字彩图）。

（6）Ramp 滤波器 +Sinc 滤波器：保持其他参数不变，选择样品 2，选择 Sinc 滤波器，点击
"Confirm" 按钮后，再点击 "Save"，最后点击 "Reconstruct" 按钮，则相应窗函数空间域域频、域
波形和滤波后图像如图 19-8 所示。

（7）保持相同的样品，重复上述步骤，对比 Ramp 滤波器 +Hamming 滤波器、Ramp 滤波器 +
Blackman 滤波器、Ramp 滤波器 +Butterworth 滤波器、Ramp 滤波器 +Gaussian 滤波器、Ramp 滤
波器 +Triangle 滤波器对 CT 图像重建的影响，记录相关图像并分析其原因。经观察不同卷积
滤波函数的频域和时域波形，可记录如图 19-9 所示。

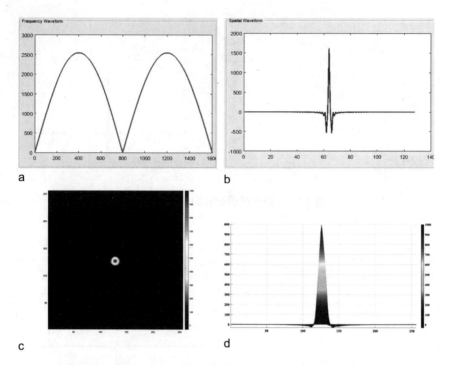

图 19-8 样品 2 进入 Ramp+Sinc 滤波器后的 CT 重建结果

a. 滤波器频域波形;b. 滤波器空间域主瓣与旁瓣波形;c. 滤波后图像;d. 滤波后图像强度图(见数字彩图)。

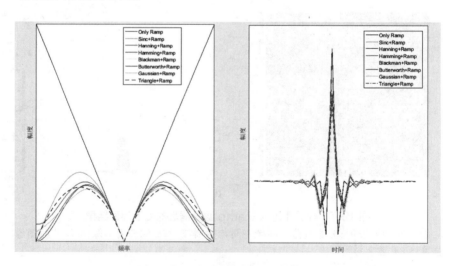

图 19-9 不同卷积滤波函数的频域和时域波形图(见数字彩图)

五、思考与讨论

1. 总结滤波反投影法、扇形截面重建法和迭代重建法对 CT 图像重建的影响。

2. 总结分析各种滤波器对 CT 图像重建的影响规律。

3. 为什么需要在反投影之前对投影数据进行滤波?

4. 滤波加窗函数选择的依据是什么?

(余 瑛)

实验二十　CT 空间分辨力和密度分辨力调节

一、实验目标

(一)知识目标

1. 了解空间分辨力和密度分辨力的基本概念。
2. 熟悉空间分辨力和密度分辨力的测量方法。
3. 掌握 CT 空间分辨力和密度分辨力的评价方法与测量模型。

(二)能力目标

1. 能通过调整各类成像参数,实现各类成像参数对空间分辨力影响的分析。
2. 能通过调整各类成像参数,实现各类成像参数对密度分辨力影响的分析。

(三)素质目标

1. 增强理论(空间分辨力和密度分辨力概念)与实践(测量方法)相结合的认识。
2. 提升通过现象(参数变化导致空间分辨力和密度分辨力变化)理解、应用理论知识的能力。

二、实验器材

计算机、CT 仿真实验软件。

三、实验原理

CT 设备主要的检测项目有:CT 剂量指数(CTDI)、水的 CT 值、均匀性、噪声水平、层厚、空间分辨力和低对比分辨力。在这些检测项目中,空间分辨力和低对比分辨力是 CT 设备比较重要的两项指标。

(一)空间分辨力

空间分辨力(spatial resolution)又称高对比度分辨力(high contrast resolution),它是衡量 CT 图像质量的一个重要参数,是测试一幅图像的量化指标。空间分辨力是指在高对比度(密度分辨力大于 10%)的情况下鉴别细微结构的能力,即显示最小体积病灶或结构的能力。它的定义是在两种物质 CT 值相差 100HU 以上时,能分辨的最小的圆形孔径或是黑白相间(密度差相同)的线对数,单位是 lp/mm 或 lp/cm。

空间分辨力的常用检测方法有 MTF 调制函数的截止频率法,分辨成排圆孔大小法,以及分辨线对数法。

本实验采用线对数测试法,采用的体模是两种线对模型。一种是高分辨力模型:用横、纵两组亮线和暗线分别代表密度为 1 和 0 的测试铝条和间隔的空气(亮线和间隔的宽度均为 1),该模型模拟高空间分辨力测试模型。在低重建矩阵(如 128×128)下,铝条和空气间隙融为一体,无法区分;在高重建矩阵(256×256 或更高)时,可以区分铝条和空气间隙。

另一种是低分辨力模型:横、纵两组亮线和暗线分别代表密度为 1 和 0 的测试铝条和间隔的空气(亮线和间隔的宽度均为 2),该模型模拟低空间分辨力测试模型。在低重建矩阵(如64×64)下,铝条和空气间隙融为一体,无法区分;在高重建矩阵(128×128 或更高)时,可以区分铝条和空气间隙。

(二)密度分辨力

密度分辨力(density resolution)又称为低对比度分辨力(low contrast resolution),是指当细节与背景之间具有低对比度时,将一定大小的细节从背景中鉴别出来的能力;也就是能够分辨两种低密度差的物质(一般其 CT 值相差 3~5HU)构成的圆孔的最小孔大小,即可分辨的最小密度值。

密度分辨力一般是通过检测分辨不同直径、深度的内充低密度溶液的圆孔来检测。本项目通过检测不同微小密度差异的矩形体模来进行评价。体模由 20 组(或其他值)表示不同密度值的体素模块组成;密度值的变化从 $1g/cm^3$ 到 $11g/cm^3$,步进值为 $0.5g/cm^3$。需要注意的是,重建过程中的滤波器也会影响空间分辨力和密度分辨力。

四、内容与步骤

(一)空间分辨力

(1)步骤 1:进入 CT 仿真实验软件界面;点击"笔形束 CT 扫描",进入笔形束 CT 扫描界面。

(2)步骤 2:参数设置,Rotate Angle=180°,Step Angle=1°,Image Matrix=128×128。样品选择,Sample Model 1。

(3)步骤 3:重建方法选择,Method=FPB。

(4)步骤 4:观测扫描过程与重建过程。

(5)步骤 5:单击测量工具,光标变为十字线,将十字线中心移至图像中心处。单击鼠标后,会出现横、纵线位置处的横向、纵向线条像素灰度变化。其图像和对应横、纵线条的像素灰度变化如图 20-1 所示。蓝色为横向线条像素灰度情况,红色为纵向线条像素灰度情况。

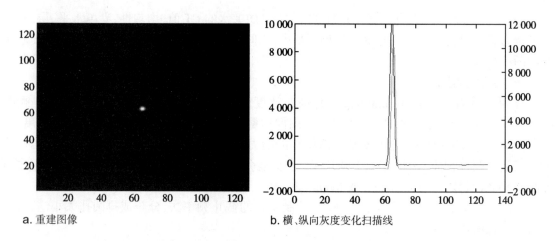

a. 重建图像　　　　　　　　b. 横、纵向灰度变化扫描线

图 20-1　样品 1 及其虚拟采集重建图像灰度切片显示效果(见数字彩图)

（6）步骤6：分别设置重建图像矩阵（image matrix）为256×256，以及512×512后，重建图像，并分别重复步骤5，记录图像并分析重建图像矩阵大小对空间分辨力的影响。

（7）步骤7：分别选择样品编号（sample model）为9（图20-2）和10，并分别重复步骤5和6，记录图像并分析不同测试样本对空间分辨力测量的影响。

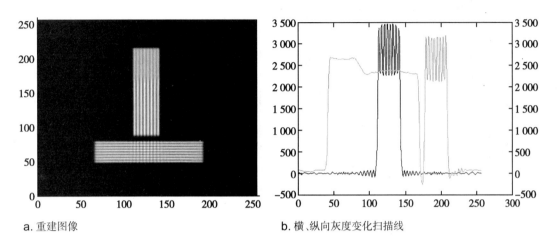

a. 重建图像　　　　　　　　　　　　　　　　　b. 横、纵向灰度变化扫描线

图20-2　样品9及其在重建矩阵为256×256时虚拟采集重建图像灰度切片显示效果（见数字彩图）

（8）步骤8：重建方法选择，Method=Non-Filter BP。

（9）步骤9：分别选择样品编号（sample model）为9和10（图20-3），并分别重复步骤5~7，记录图像并分析滤波算法对空间分辨力的影响。

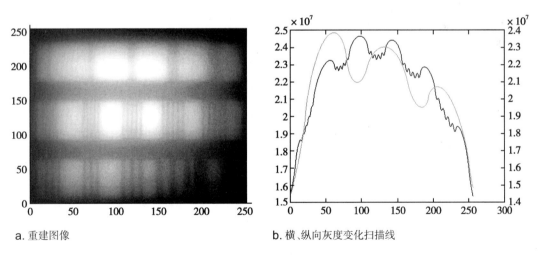

a. 重建图像　　　　　　　　　　　　　　　　　b. 横、纵向灰度变化扫描线

图20-3　样品10及其在重建矩阵为512×512时无滤波重建方法下虚拟采集重建图像灰度切片显示效果（见数字彩图）

（二）密度分辨力

（1）选择密度分辨力模型（Sample Model 11）。

（2）参数设置：Rotate Angle=180°；Step Angle=1°；Image Matrix=128×128。

（3）重建方法选择：Method=FPB。

（4）采集数据重建图像,观察图像的灰度变化情况。单击测量按钮,分别显示横向和纵向像素灰度变化情况,如图 20-4 所示。

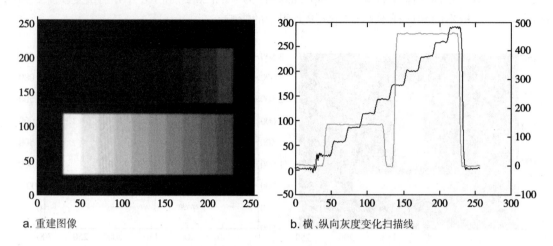

a. 重建图像　　　　　　　　　　　　　　　　b. 横、纵向灰度变化扫描线

图 20-4　密度分辨模型重建图像以及灰度分辨(见数字彩图)

（5）分别设置重建图像矩阵(image matrix)为 256×256,以及 512×512(图 20-5)后,重建图像,并分别重复步骤 4,记录图像并分析重建图像矩阵大小对密度分辨力的影响。

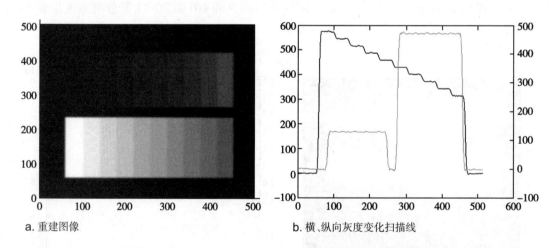

a. 重建图像　　　　　　　　　　　　　　　　b. 横、纵向灰度变化扫描线

图 20-5　样品 11 及其在重建矩阵为 512×512 时虚拟采集重建图像灰度切片显示效果(见数字彩图)

（6）重建方法选择 Method=Non-Filter BP,并重建图像如图 20-6 所示。

（7）分别重复步骤 4 和 5,记录图像并分析滤波算法对密度分辨力的影响。

五、思考与讨论

1. 简述空间分辨力和密度分辨力的概念。

2. 简述空间分辨力和密度分辨力的测量模型和测量方法。

3. 说明图像重建矩阵以及滤波函数对于空间分辨力和密度分辨力的影响规律。

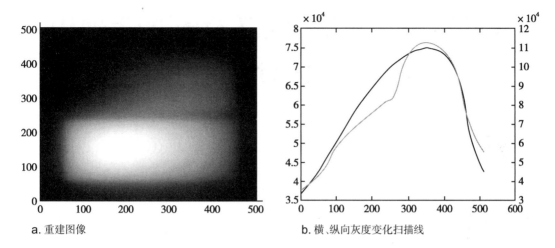

a. 重建图像　　　　　　　　　　　b. 横、纵向灰度变化扫描线

图 20-6　样品 11 在重建矩阵为 512×512 时无滤波重建方法下虚拟采集重建图像灰度切片显示效果(见数字彩图)

（余　瑛）

实验二十一　常见 CT 伪影的表现和成因分析

一、实验目标

(一) 知识目标

1. 了解常见 CT 伪影的解决方法。
2. 熟悉常见 CT 伪影的形成原因。
3. 掌握常见 CT 伪影的表现形式。

(二) 能力目标

1. 通过本次实验,能够识别常见的 CT 图像伪影。
2. 通过本次实验,能够判断 CT 图像伪影产生的原因,并找到消除图像伪影的方法。

(三) 素质目标

1. 通过实验中对 CT 图像伪影的观察和分析,培养学生观察和分析问题的能力。
2. 通过观察和分析问题产生的原因,提出解决问题的方案,增强分析问题和解决问题的能力。

二、实验器材

计算机、CT 仿真实验软件。

三、实验原理

CT 图像是通过计算机计算出来的 X 线衰减值的二维分布图,是由一定数目的像素按矩阵排列而成的二维断层图像,这些像素反映了相应单位容积的 X 线吸收系数。CT 图像一般是 8 位或 16 位的灰度图像。与其他很多成像系统一样,CT 成像也受到伪影的干扰。在 CT 图像上非真实的阴影或干扰称为伪影,它会降低图像的质量,易造成误判或不可诊断。深入了解 CT 成像过程中受到的各种干扰以及各种干扰在 CT 图像上的表现,有助于在 CT 图像的处理过程中消除伪影的影响,提高图像处理的质量。CT 伪影是评价 CT 成像质量的重要指标,本实验就伪影对 CT 图像的影响进行了分析,以最大程度地减少伪影对 CT 图像处理的影响。

有些伪影与机器性能有关,是由设备运行的不稳定造成的,如采样系统温度改变,使探测器或电子线路性能改变,引起各种伪影;探测器性能和投影误差等可导致环状或直线状伪影。伪影中最常见的是环状伪影,产生环状伪影的原因可能是硬件问题,如探测器的焦点,电子测量系统性能因温度而产生的漂移,系统调试问题,包括高压、剂量,焦点位置不适当等,或者是探测器故障。环状伪影有单个的、多个的、有规律的、无规律的或者局部的。当有环状伪影时,要注意观察伪影出现时间的规律性及分布。另外,CT 数据采集系统(DAS)的增益不一致、球管打火等都会造成相应表现的 CT 伪影。在实际工作中遇到此类伪影,应首先做空气校正;如果伪影仍不能消除,须请专业维修人员屏蔽掉故障探测器;如仍对图像质量产生影响,应及时更换探测器,保障图像质量满足诊断要求。

　　由受检者原因引起的伪影是另一种常见情况。如在医疗诊断中经常遇到被检测物体中含金属物质,或是其他吸收系数很高的物质,导致投影数据出现了跃变,重建后的图像就会包含明暗相间的金属伪影。这些伪影一般数量众多,幅值又高,会严重降低图像质量。在实际工作中遇到此类伪影,应嘱病人去除金属等高密度物体,以免导致此类放射状高密度硬化伪影;如病人无法去除,应适当提高 X 线质,或者采用去伪影扫描方案,或者去伪影算法,减轻伪影对图像质量的影响。

四、内容与步骤

（1）运行“数据采集与图像重建仿真实验仪”主界面,点击选择 CT 模块。

（2）打开“Pen Beam Scan Mode”扫描界面,保持其他参数不变,选择 ☑ Invalid Detector No. [70],选择样品 6 进行扫描与图像重建,如图 21-1 所示。

（3）关闭“Pen Beam Scan Mode”界面,在“Fan Beam Scan Mode”扫描界面保持其他参数不变,选择 ☑ Invalid Detector No. [70],选择样品 6,进行扫描与图像重建如图 21-2 所示。

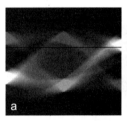 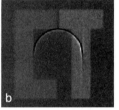　　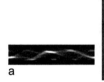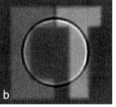

图 21-1　笔形束 CT 探测器通道损坏对正弦图与成像结果的影响

a. 正弦图;b. 重建图像。

图 21-2　扇形束 CT 探测器通道损坏对正弦图与成像结果的影响

a. 正弦图;b. 重建图像。

（4）在“Pen Beam Scan Mode”扫描界面保持其他参数不变,选择“人体头部样品”减小和增大“探测器损坏”“通道号”分别至 36 和 72,将结果保存为相应的文件名,即“通道 36 损坏”和“通道 72 损坏”。

（5）在“Pen Beam Scan Mode”扫描界面保持其他参数不变,选择 ☑ DAS Gain Unstable No. [60],选择样品 6,扫描并重建图像,如图 21-3 所示。

（6）关闭“Pen Beam Scan Mode”界面,在“Fan Beam Scan Mode”界面保持其他参数不变,选择样品 6,设置 ☑ DAS Gain Unstable No. [60],进行扫描与图像重建,如图 21-4 所示。

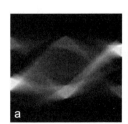 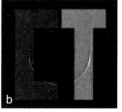　　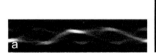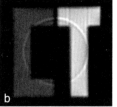

图 21-3　笔形束 CT 的 DAS 增益不稳对正弦图与成像结果的影响

a. 正弦图;b. 重建图像。

图 21-4　扇形束 CT 的 DAS 增益不稳对正弦图与成像结果的影响

a. 正弦图;b. 重建图像。

（7）分别在"Pen Beam Scan Mode"界面与"Fan Beam Scan Mode"界面保持其他参数不变，选择"人体头部样品"，减小和增大"DAS 增益不稳""通道号"分别至 36 和 72，将结果保存为相应的文件名，即"通道 36 不稳"和"通道 72 不稳"。

（8）在"Pen Beam Scan Mode"界面，保持其他参数不变，选择金属异物所在位置，选择样品 6，进行扫描与图像重建，如图 21-5 所示。

（9）关闭"Pen Beam Scan Mode"界面，在"Fan Beam Scan Mode"界面保持其他参数不变，选择样品 6，设置金属异物所在位置，进行扫描与图像重建，如图 21-6 所示。

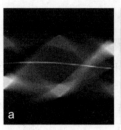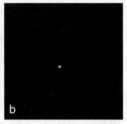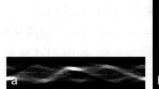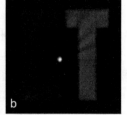

图 21-5 笔形束 CT 的金属异物对正弦图与成像结果的影响

a. 正弦图；b. 重建图像。

图 21-6 扇形束 CT 的金属异物对正弦图与成像结果的影响

a. 正弦图；b. 重建图像。

（10）在"Fan Beam Scan Mode"界面保持其他参数不变，选择"人体头部样品"改变金属异物坐标位置（注意不要超出图像范围），将结果保存为相应的文件名，即"金属异物（x,y）"命名（注意 x,y 为对应坐标值）。

（11）在"Fan Beam Scan Mode"扫描界面，保持其他参数不变，选择样品 7，设置球管打火时刻（角度），进行扫描与图像重建，如图 21-7 所示。

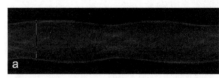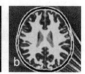

图 21-7 扇形束 CT 的球管打火对正弦图与成像结果的影响

a. 正弦图；b. 重建图像（见数字彩图）。

（12）在"Fan Beam Scan Mode"界面，保持其他参数不变，选择样品 7，任意改变球管打火时刻（角度），将结果命名为"球管打火（角度）"。

五、思考与讨论

1. 探测器坏道时，与无坏道情况相比，笔形束与扇形束正弦图与重建图像都发生了怎样的变化，请分析各种现象；笔形束重建图像伪影只有半圆，而扇形束为整圆，请分析原因；在没有配件更换的情况下，思考如何处理可以保证设备正常成像。

2. 比较 DAS 增益不稳和通道损坏两种情况，发现出现了探测器坏道中的类似现象，但环状效果和通道损坏情况有区别，请从 DAS 增益角度来分析。

3. 金属异物存在时，正弦图与重建图像相对正常情况有什么变化？比较笔形束与扇形束重建，两者正弦图与重建图像有何区别？

4. 球管打火时在正弦图中出现了一条竖直方向的白色亮线，代表球管打火的位置，请分析产生原因；重建图像里可以看到一些扫帚状伪影，请分析成因。

（周　旸）

第三篇 MRI 成像原理仿真实验

　　磁共振成像(MRI)是临床重要的医学影像检查技术,涉及数学、物理、计算机等多学科领域的基础,理论抽象,晦涩难懂。本篇通过 14 个仿真实验,在巩固 MRI 相关基础理论的前提下,联系实践,逐步过渡到临床应用。

　　实验二十二、二十三、二十四通过仿真的方法模拟了 MRI 预扫描过程,包括磁共振信号的检测与拉莫尔频率的测量、磁场均匀性的评价与电子匀场、射频脉冲角度的确定实验,操作者通过调整脉冲序列的参数、动态采集和显示磁共振信号、快速生成和读取磁共振频谱,进一步掌握磁共振信号的产生机制,熟悉电子匀场,理解射频脉冲角度的确定原理。实验二十五介绍了一维频率/相位编码成像,操作者通过调整梯度参数观察图像特点,理解梯度编码的作用。实验二十六通过可视化手段展示了 K 空间动态填充过程,强化对 K 空间的认知,进一步掌握 K 空间与图像的关系。实验二十七、二十八基于 SE 序列,操作者通过调整序列的采样带宽、频率编码梯度、相位编码步、相位编码时间和相位编码梯度参数,观察图像空间分辨力的变化;通过调节序列的 T_R 和 T_E 参数,观察图像权重的变化,进一步掌握磁共振成像过程、空间分辨力的调节以及图像权重的调节方法。实验二十九基于 GRE 序列,操作者通过调整序列的 α、T_R 和 T_E 参数,观察图像权重变化,掌握 GRE 序列特点。实验三十基于 IR 序列,通过设置合适的反转时间(T_I),实现不同组织抑制图像,掌握 IR 序列特点。实验三十一仿真了截断伪影、卷褶伪影、运动伪影等 11 种临床常见伪影,通过调节参数观察伪影表现,分析和掌握伪影的成因。实验三十二仿真了临床成像软件的常用操作与功能,操作者可实现数字人脑的任意断面磁共振成像。对样品弛豫时间的测量是 MRI 定量成像技术的基础。实验三十三、三十四和三十五仿真了 IR/SR 序列测量 T_1、CPMG 序列测量 T_2 以及 PGSE 序列测量扩散弛豫系数的过程,操作者可对选定的单组分或双组分样品,分别实现 T_1 分布的测量、T_2 分布的测量和扩散系数的测定,以熟悉磁共振弛豫谱技术,为进一步应用磁共振定量技术打下基础。

实验二十二　磁共振信号的检测与拉莫尔频率的测量

一、实验目标

(一) 知识目标

1. 了解旋转坐标系和实验室坐标系。
2. 熟悉磁共振 FID 信号产生机制。
3. 掌握磁共振现象产生的条件。

(二) 能力目标

1. 能粗调射频中心频率,会观察信号的变化。
2. 能细调射频中心频率,会分析信号的特征。
3. 能微调射频中心频率,会测量拉莫尔频率。

(三) 素质目标

1. 增强理论(共振理论)与实践(信号表现)相结合的学习认知。
2. 提升定性分析(是否共振)和定量描述(共振频率)的学习研究能力。

二、实验器材

计算机、磁共振成像原理仿真实验软件。

三、实验原理

(一) 磁共振现象的产生条件

磁共振现象的产生需要具备硬件条件和技术条件。硬件条件可归纳为:"有核,有磁,有射频"。"核" 指的是样品中的自旋核;"磁" 指的是均匀稳定的强磁场;"射频" 指有一定频率的交变电磁场。技术条件可总结为:"射频,拉莫,两相等",即满足射频场的频率与磁性核进动的拉莫尔频率相等,将产生磁共振现象。

(二) 磁共振信号的检测

自旋核系统在受到射频场的激励后,初始宏观磁化矢量 M_0 的状态将偏离主磁场所在的 z 方向(即纵向),例如:在 90°射频脉冲作用下,M_0 将翻转到横向,磁化矢量的纵向分量逐渐减小,横向分量逐渐增加。射频脉冲停止后,自旋核系统从非平衡状态恢复到平衡状态,将其分解为纵向磁化矢量的恢复和横向磁化矢量的衰减两个分过程,分别对应 T_1 弛豫和 T_2 弛豫。弛豫过程中,宏观磁化矢量的运动包含了三个方面的运动:①横向磁化矢量的逐渐减少;②纵向磁化矢量的增加;③磁化矢量以拉莫尔频率做圆周运动。

此时,在发生弛豫的区域外环绕一个射频接收线圈,线圈内将感生出微弱的电动势,即磁共振信号,由于只有横向磁化矢量切割线圈,因此射频线圈内的感生电动势为 S,满足下式:

$$S \propto M_0 \sin\theta \cos(\omega_0 t) \exp\left(\frac{-t}{T_2^*}\right) \tag{22-1}$$

式 22-1 中，$M_0 \sin\theta$ 正比于信号的初始幅值，θ 为射频脉冲的角度，ω_0 为拉莫尔频率，t 为采样时间，T_2^* 为考虑磁场不均匀性时的横向弛豫时间。从公式可知，磁共振信号是一个自由感应衰减的振荡信号，称为自由感应衰减（free induction decay，FID）信号。FID 信号的初始幅值正比于翻转前的瞬时纵向磁化矢量；信号的包络线按 T_2^* 指数规律衰减；信号频率为拉莫尔频率，式 22-1 表示的是实验室坐标系下的 FID 信号的幅度变化规律。

（三）旋转坐标系下磁共振信号的频率变化

为了简化运算，磁共振信号处理过程中采用混频处理，将采集到的 FID 信号与射频场中心频率进行混频，获得信号可表示为：

$$S = A\cos\left[(\omega_0 - f) \cdot t\right] \exp\left(\frac{-t}{T_2^*}\right) \tag{22-2}$$

式 22-2 中，A 表示 FID 信号的初始幅值，f 表示射频场的中心频率。经过混频后的 FID 信号频率为射频中心频率和拉莫尔频率的差值，该信号表示的是旋转坐标系下的信号，旋转坐标系的旋转频率为射频场的中心频率。

因此，显示在计算机屏幕上的 FID 信号的频率 $f_{monitor}$，是射频中心频率（$SF_1 + O_1$）与拉莫尔频率（γB_0）的差，即：

$$f_{monitor} = \left|(SF_1 + O_1) - \gamma B_0\right| \tag{22-3}$$

可见，当射频场的中心频率与拉莫尔频率差值相对较大时，系统发生"偏置共振"，产生"偏置共振"信号。当二者频率差值较小时，产生"接近共振"信号。当射频场的中心频率等于拉莫尔频率时，产生"完美共振"信号。

（四）测量方法

实验室坐标系中的 FID 信号在旋转坐标系中消除了进动项。当旋转坐标系的旋转频率与拉莫尔频率完全相同时，线圈采集到的 FID 信号中的拉莫尔频率成分就可被完全过滤掉，呈现出来的是一条呈指数递减的曲线。因此，在实验中可以通过先粗调，后细调，再微调射频的中心频率，同时观察 FID 信号的变化，当 FID 信号的振荡频率逐步减小至零时，射频的中心频率等于拉莫尔频率。

四、内容与步骤

（一）磁共振信号的检测（粗调）

进入 MRISIM 软件，打开 "Nuclear Magnetic Resonance Basic" 模块界面。

1. 采用硬脉冲 FID 序列，选择矩形样品模板，左右均填充为脂肪。

2. 设定主磁场 B_0 为 0.5T，射频主频 SF_1 设为 21MHz，频率偏移量 O_1 设为 0kHz，采样点数 TD 为 512，采样带宽 SW 为 100kHz，脉冲重复时间 T_R 为 500ms。

3. 单击采样按钮，并观察信号。

4. 按 50kHz 步长步进调节 O_1，按回车键，同时观察信号变化，直到出现不同于噪声的正弦规律振荡、指数规律衰减的信号，如图 22-1 所示。

说明：此处模拟真机设备，不同设备出现磁共振信号时对应的 O_1 值不同。

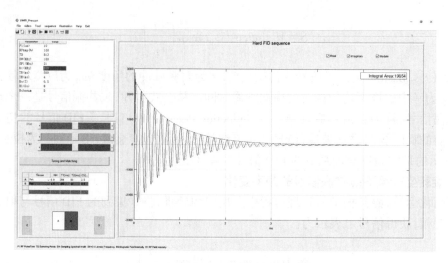

图 22-1 "偏置共振"信号（见数字彩图）

（二）磁共振信号的检测（细调）

1. 分别以 10kHz 和 1kHz 为步长，调节 O_1，直至磁共振信号振荡变得稀疏，如图 22-2 所示。

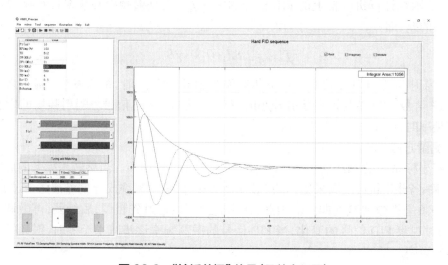

图 22-2 "接近共振"信号（见数字彩图）

2. 信号稀疏状态下，估读磁共振信号的频率，记为 f_m。

3. 将当前的 O_1 加上或者减去 f_m，记录下使得磁共振信号频率更小的 O_1，记为 O_m。

（三）拉莫尔频率的测量（微调）

1. 继续微调 O_m 的小数位，直至磁共振信号的虚部为零，即虚部信号和时间轴重合，如图 22-3 所示。

注意：虚部信号在时间轴上方，表示射频频率偏移量设置偏小；虚部信号在时间轴下方，表示设置偏大。

2. 当虚部信号和时间轴重合时，射频中心频率主频加上频率偏移量即为拉莫尔频率，记为 ω_0。

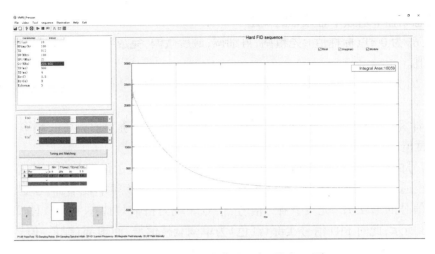

图 22-3　"完美共振"信号(见数字彩图)

3. 根据拉莫尔方程,将拉莫尔频率代入磁场强度 B_0 的计算公式 $B_0 = \omega_0/\gamma$,$\gamma = 42.58\text{MHz/T}$,计算出实际磁场强度值。

4. 比较计算得到的磁场强度值和设定值(标称值)之间的关系。

注意:磁场强度实际值与标称值的偏差约为标称值的 $\pm 5\%$。

(四) 拉莫尔频率的测量(半自动)

1. 将频率偏移量 O_1 增加或减少某个值(1~5kHz),点击"采集信号",再点击"停止采样"。

2. 点击傅里叶变换"FFT"按钮,显示磁共振信号的频谱。

3. 点击放大"Zoom"按钮,鼠标左键在频谱两侧区域各点击一次,放大频谱。

4. 点击设置中心频率"Set Center Frequency"按钮,将十字线的竖线对准谱峰的正中心后,点击鼠标左键确认。此时,O_{SF1} 值自动更新,射频中心频率主频加上频率偏移量即为自动确定的拉莫尔频率,如图 22-4 所示。

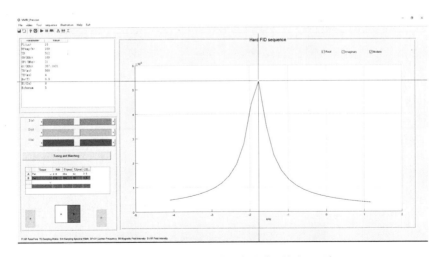

图 22-4　自动设置中心频率(见数字彩图)

注意:自动确定中心频率时,选中峰值过程存在误差,这种半自动方法找到的拉莫尔频率准确度小于上述手动调节方法,但不影响后续的图像重建效果。

（五）任意场强下射频中心频率的确定

1. 设定 B_0 为 0.8T（标称值），先粗调，再细调，最后微调，完成射频中心频率的确定，并计算实际的场强值。

2. 设定 B_0 为 0.9T（标称值），采样半自动方法，完成射频中心频率的确定，并计算实际磁场强度值。

3. 不同计算机，设置不同的场强标称值，分别用两种方法确定射频中心频率，并计算出实际的磁场强度值。

总结：信号的形状如图 22-1 所示，为"偏置共振"信号，表示设置的射频中心频率与拉莫尔频率相差较远。信号的形状为"接近共振"信号，信号的振荡频率较小，信号变得舒展，如图 22-2 所示。信号的形状为"完美共振"信号，信号表现为指数规律单一衰减且没有振荡的信号，如图 22-3 所示；此时 FID 信号实部（红色）为单调衰减信号，而虚部（绿色）信号则与时间轴重合，射频的中心频率等于拉莫尔频率。当只有噪声，无 FID 信号时，表示无共振，说明射频中心频率与拉莫尔频率相差太大。

五、思考与讨论

1. 患者在 3T 磁共振设备进行检查时，体内质子进动的频率为多少（MHz）？

2. 请写出 FID 信号的数学表达式，并分析 FID 信号的初始幅值、衰减规律和振荡频率的影响因素。

3. 当射频中心频率为 21.291 935MHz 时，显示在计算机屏幕上的 FID 信号为"完美共振"信号，请问此时实际磁场强度为多少（T）（保留 4 位小数）？要想使得显示在计算机屏幕上的 FID 信号的频率为 1kHz，射频场的中心频率可设定为多少（MHz）？

（陈珊珊　郝晨汝）

实验二十三　磁场均匀性的评价与电子匀场

一、实验目标

（一）知识目标

1. 了解磁场均匀性对频谱分辨力的影响,观察乙醇的频谱。
2. 熟悉磁场均匀性的间接测量方法,熟悉傅里叶变换和磁共振频谱的概念。
3. 掌握磁场均匀性对 FID 信号衰减的影响,掌握电子匀场的方法。

（二）能力目标

1. 通过调整施加的匀场电流,调整主磁场的均匀性。
2. 通过对不同均匀性磁场下磁共振频谱成像效果的分析,实现对磁场均匀性的重要性的理解。

（三）素质目标

1. 通过本实验操作提高学生的科学素质和创新思维。
2. 通过本实验锻炼学生的观察能力和思维能力。

二、实验器材

计算机、磁共振成像原理仿真实验软件。

三、实验原理

（一）主磁场的均匀性

要实现磁共振成像,自旋核必须处于稳定均匀的外磁场中。在磁共振成像系统中,磁体系统均匀性的好坏直接影响图像的获取和成像序列的应用,特别是在使用梯度回波以及各种组织抑制技术时对磁场均匀性要求更高。

所谓磁场均匀性(homogeneity),是指在特定的容积限度内磁场的同一性,即穿过单位面积的磁感应线是否相同。在磁共振系统中,均匀性是以主磁场的 $1/10^6$ 作为一个偏差单位来度量的,习惯上将这个偏差单位称为 ppm。显然,对于不同的主磁场大小,其偏差值也是不同的。例如,对于 0.5T 的磁体,1ppm 为 0.5×10^{-6}T;对于 1T 的磁体,1ppm 为 1×10^{-6}T。

（二）均匀性对组织 T_2^* 的影响

当主磁场在绝对均匀的情况下,横向磁化矢量的衰减过程即为 T_2 弛豫过程。但在实际磁体系统中,完全均匀的磁场是不可能的,任何磁体产生的磁场都具有一定的不均匀性。在考虑了主磁场不均匀性和组织内部局部磁场不均匀性两种因素影响后,横向磁化矢量的衰减称为 T_2^* 弛豫。此时,FID 信号可以表示为:

$$S = A\cos\left[\left(\omega_0 - f\right) \cdot t\right] \exp\left(\frac{-t}{T_2^*}\right) \tag{23-1}$$

式 23-1 中，ω_0 为拉莫尔频率，t 为采样时间，A 表示 FID 信号的初始幅值，f 表示射频场的中心频率。T_2^* 定义为横向磁化矢量从最大值衰减到最大值 37% 所对应的时间。

组织的 T_2^* 由主磁场的不均匀性 ΔB_0 和组织固有 T_2 共同决定，满足以下关系：

$$1/T_2^* = 1/T_2 + \gamma \Delta B_0/2 \tag{23-2}$$

从式 23-2 可以看出主磁场的均匀性直接影响组织的 T_2^* 长短。理论上，当主磁场绝对均匀，组织内又没有磁化率不均匀时，$T_2^* = T_2$，FID 以组织固有的 T_2 弛豫进行衰减，如图 23-1 所示。

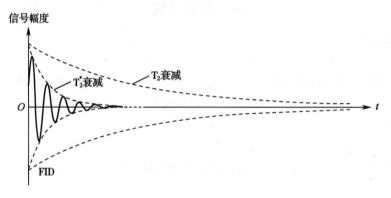

图 23-1 主磁场不均匀性对 FID 信号的影响

根据磁共振原理，FID 信号经过傅里叶变换后得到频谱，频谱的半高宽与 FID 信号的衰减程度相关，由磁场均匀性与样品弛豫时间共同决定，谱线半高宽与信号弛豫时间之间的关系为：

$$\Delta \omega_{1/2} = \frac{1}{\pi T_2^*} \tag{23-3}$$

从式 23-2、式 23-3 可以看出，当磁场越均匀时，T_2^* 越长，弛豫越慢，FID 信号的拖尾越长，衰减包络线的积分面积越大，频谱半高宽越小，分辨力越高。利用上述规律，可以通过观察 FID 信号的积分面积来定性判断当前的磁场均匀性，通过频谱半高宽来定量表示磁场均匀性。

（三）电子匀场

永磁型磁共振的主磁场均匀性与磁极间的平行度有关，因此可以通过调整两块磁极的平行度来达到匀场目的；如果通过调整磁极平行度来达到的磁场均匀性还不能完全满足成像的要求，则需要进行其他方式的匀场，主要包括无源匀场和有源匀场。无源匀场是在磁极的内、外表面贴小磁片或磁钢片，通过小磁片或磁钢片对局部磁力线的改变调整磁场均匀性。有源匀场方式主要是根据通电线圈在线圈周围会产生磁场的原理，通过给不同方向的线圈施加合适电流产生的微小磁场来对主磁场的不均匀性进行精细修正，又称为电子匀场。

在 Minitype MRI Simulator（MRISIM）软件预扫描界面中，预设了 $I(x)$、$I(y)$、$I(z)$ 参数，模拟了 x、y、z 三路匀场线圈中所通的电流值，通过改变 $I(x)$、$I(y)$、$I(z)$ 值，实现对主磁场均匀性的修正。该方法也适用于超导磁体电子匀场。

（四）测量方法

利用上述规律，通过观察 FID 信号的衰减快慢（即 FID 拖尾的长短或者积分面积的大小）

来反复调整施加的匀场电流即 $I(x)$、$I(y)$、$I(z)$ 滑动条的位置,从而达到调整主磁场均匀性的目的。FID 信号的拖尾越长,即 FID 衰减包络线越平缓,表示磁场均匀性越高。

四、内容与步骤

(一) 匀场前磁场均匀性的间接测量

进入 MRISIM 软件,打开 "Nuclear Magnetic Resonance Basic" 模块界面。

1. 采用硬脉冲 FID 序列,选择矩形样品模板,左右均填充为脑脊液。

2. 点击采样按钮,并调节出 FID 信号。

3. 匀场区域 $I(x)$、$I(y)$、$I(z)$ 滑度条在默认设置下,电子匀场前 FID 信号如图 23-2 所示。注意:未经过匀场的 FID 信号衰减较快,拖尾较短,积分面积较小,表征磁场的均匀性较差。

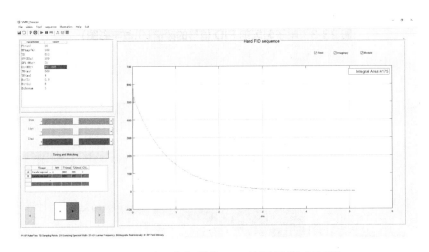

图 23-2　电子匀场前的 FID 信号(见数字彩图)

4. 点击 "暂停" 按钮停止采样,点击 "傅里叶变换" 按钮获得信号的频谱图,如 23-3 所示。

5. 点击 "局部频谱放大" 按钮出现十字交叉线,点击 2 次,对 2 次十字交叉线所包围的范围,即感兴趣区域,进行放大。

6. 点击 "PPM 值获取" 按钮,出现十字交叉线,分别对准频谱半高宽的左侧点和右侧点单击,弹出提示框,显示当前频谱的半高宽,如图 23-3 所示。注意:未经过匀场的 FID 信号的频谱半高宽较大,分辨力较低,表征磁场的均匀性较差。

(二) 电子匀场

1. 采用硬脉冲 FID 序列,选择矩形样品模板,左右均填充为脑脊液。

2. 增大采样点数或减小采样带宽以延长采集时间,充分采集信号,使信号拖尾尽可能完全显示。重新点击 "采样" 按钮,调节 $I(x)$ 滑动条;当 FID 信号的拖尾时间及积分面积最大时,调节 $I(y)$ 滑动条;当 FID 信号的拖尾越长及积分面积最大时,调节 $I(z)$ 滑动条,使得 FID 信号的拖尾时间最长及积分面积最大。调节完 $I(z)$ 滑动条后,按以上顺序重复调节,直到 FID 信号的拖尾时间即积分面积达到最大值,如图 23-4 所示。注意:经过匀场的 FID 信号衰减较慢,拖尾较长,积分面积较大,表征磁场的均匀性较好。

3. 重复上述(一)中的 4~6 操作步骤,获得电子匀场后的 FID 信号的频谱半高宽,如图 23-5 所示。注意:经过匀场的 FID 信号的频谱半高宽较小,分辨力较高,表征磁场的均匀性较好。

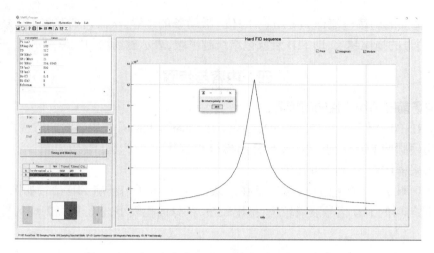

图 23-3　电子匀场前 FID 信号的频谱（见数字彩图）

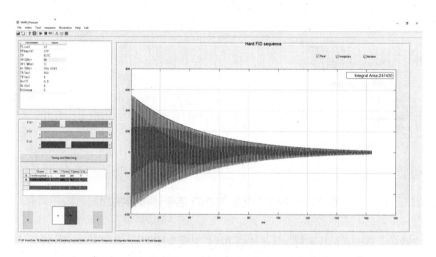

图 23-4　电子匀场后的 FID 信号（见数字彩图）

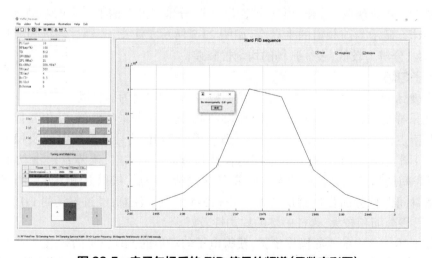

图 23-5　电子匀场后的 FID 信号的频谱（见数字彩图）

(三) 乙醇化学位移的测量

1. 在上述电子匀场操作的基础上(频谱的半高宽在 5ppm 以下),选择乙醇样品模板。
2. 重新点击"采样"按钮获得积分面积较大的 FID 信号。
3. 点击"暂停"按钮停止采样,乙醇信号如图 23-6 所示。

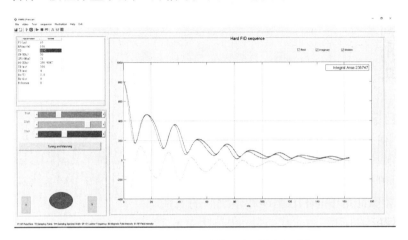

图 23-6　乙醇样品的信号(见数字彩图)

4. 点击"傅里叶变换"按钮获得乙醇信号的频谱图,点击"局部频谱放大"按钮出现十字交叉线,点击 2 次,对 2 次十字交叉线所包围的范围即感兴趣区域进行放大,观察乙醇的化学位移,如图 23-7 所示。注意:频谱经过放大后,能明显看到乙醇频谱的 3 个峰所在位置,第一个峰代表 OH 的化学位移,第二个峰代表 CH_2 的化学位移,第三个峰代表 CH_3 的化学位移。

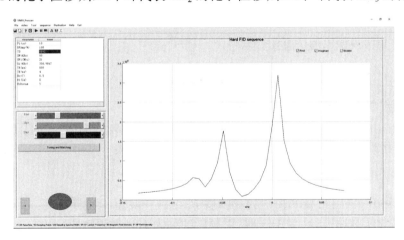

图 23-7　放大后的乙醇化学位移图(见数字彩图)

五、思考与讨论

1. 磁场均匀性与磁共振信号之间有什么关系?
2. 磁场均匀性与频谱分辨力之间的关系是什么?
3. 磁场不均匀对磁共振成像有何影响?
4. 临床磁共振成像中哪些序列对磁场的均匀性要求比较高?

(李永生　王进喜)

实验二十四　射频脉冲角度的确定

一、实验目的

(一) 知识目标
1. 了解硬脉冲和软脉冲角度调节的原理。
2. 熟悉硬脉冲和软脉冲的时间域及频率域特性。
3. 掌握射频脉冲角度的确定原理与方法。
4. 掌握射频脉冲角度与 FID 信号幅值之间的关系。

(二) 能力目标
1. 通过调整硬脉冲脉宽,实现获得不同翻转角的射频硬脉冲。
2. 通过调整软脉冲幅值,实现获得不同翻转角的射频软脉冲。

(三) 素质目标
1. 培养学生良好的实验习惯和严谨的科学作风。
2. 培养学生求真务实的科学精神。

二、实验器材

计算机、磁共振成像原理仿真实验软件。

三、实验原理

(一) 射频脉冲角度

在磁共振中,一般以实验室坐标系 z 方向默认为主磁场 B_0 的方向。垂直于 z 方向施加强度为 B_1 的射频场后,宏观磁化矢量 M_0 偏离 z 方向一定角度 θ:

$$\theta = \gamma B_1 \tau \tag{24-1}$$

由式 24-1 可知,偏转角度 θ 由射频场强度 B_1 与射频脉宽 τ 共同决定。当 θ 为 90°时,射频脉冲称为 90°射频脉冲;当 θ 为 180°时,射频脉冲称为 180°射频脉冲。

(二) 射频脉冲角度与信号幅值的关系

宏观磁化矢量 M_0 的偏转角度 θ 直接影响射频线圈检测到的 FID 信号的幅值大小,两者存在如下关系:

$$A \propto M_0 \sin\theta \tag{24-2}$$

式 24-2 中,A 为 FID 信号的幅值。当 θ 为 90°时,FID 信号幅值正比于宏观磁化矢量 M_0,获得最大幅值;当 θ 为 180°时,获得最小幅值。因此,随着翻转角度的不断增加,如图 24-1 所示,θ 从 0°翻转到 90°时,信号幅值不断增大到最大值;θ 从 90°翻转到 180°时,信号幅值不断减小到最小值;θ 从 180°翻转到 270°时,信号幅值再一次增加到最大值。

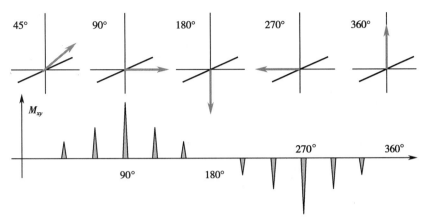

图 24-1　信号幅值与翻转角之间的关系（见数字彩图）

（三）硬脉冲与软脉冲射频角度的调节

"完美共振"时,磁共振射频系统发射出的射频脉冲,以拉莫尔频率为中心频率,具有一定宽度的频带。根据频带宽度和调制波形的不同,可将射频脉冲分为硬脉冲和软脉冲。

硬脉冲波形通常为矩形,频带宽度较宽,持续时间较短,能够激励较宽频率范围的信号,用作非选择性激励,如图 24-2 所示。硬脉冲幅值高,且与射频功效功率有关,其值一般不做更改,因此常调节射频脉宽 τ 来改变脉冲偏转角 θ。

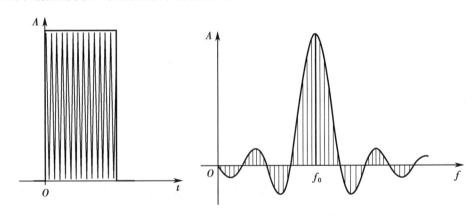

图 24-2　硬脉冲时域波形与频域特性

软脉冲波形通常为 sinc 波形,频带宽度较窄,只能激励较窄频率范围的信号,选择性较好,常用于磁共振成像,如图 24-3 所示。由于软脉冲射频脉宽 τ 一般不可调节,因此常通过调节软脉冲幅值来实现脉冲偏转角 θ 的调节。

通过从最小值不断地增加硬脉冲射频脉宽 τ 或者软脉冲幅度 RFAmp,FID 信号幅值第一次达到最大时,射频脉冲判断为 90°脉冲;第一次达到最小时,射频脉冲判断为 180°脉冲;第二次达到最大时,判断为 270°脉冲。根据这种方法,也可获得 30°、45°等射频脉冲。

四、内容与步骤

（一）确定硬脉冲角度

1. 开机后,进入 MRISIM 软件,打开 "Nuclear Magnetic Resonance Basic" 模块界面。

2. 采用硬脉冲 FID 序列,选择矩形样品模板,左右均填充为脂肪。

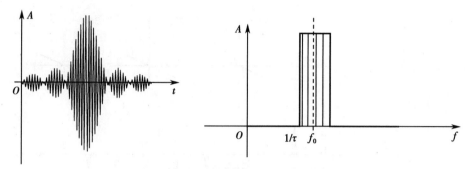

图 24-3 软脉冲时域波形与频域特性

3. 根据实验二十二的方法,找到"完美共振" FID 信号。

4. 根据实验二十三的方法,完成电子匀场。

5. 设置硬脉冲脉宽 P_1 初始值为 1μs,并观察 FID 信号初始强度值。

6. 更改脉宽 P_1,观察和记录 P_1 步进每增加 1μs 后对应的 FID 信号强度值,得到 90° 和 180° 硬脉冲对应的脉宽,如图 24-4 所示。FID 信号幅值第一次达到最大时,对应的射频脉冲判断为 90° 射频脉冲,此时的脉宽为 90° 射频脉冲的脉宽;FID 信号幅值第一次达到最大后,再第一次达到最小时,对应的射频脉冲判断为 180° 射频脉冲,此时的脉宽为 180° 射频脉冲的脉宽。

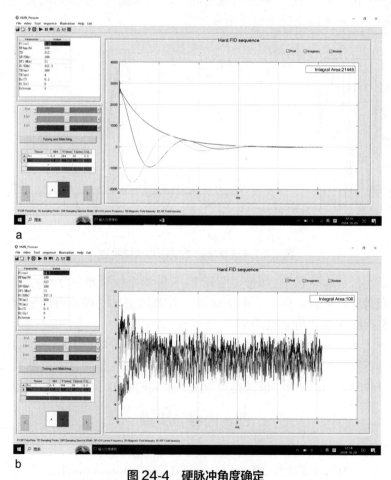

图 24-4 硬脉冲角度确定
a. 180°硬脉冲;b. 90°硬脉冲(见数字彩图)。

7. 由于最大值不易确定,故一般只确定最小值(即180°脉冲)。180°脉冲的一半脉宽为90°射频。

(二) 确定软脉冲角度

1. 选择软脉冲"S_FID"序列,其他参数值可保持初始默认值。

2. 点击"采样"按钮。

3. 设置软脉冲幅度 RFAmp 初始值为 0%,并观察 FID 信号初始强度值。

4. 幅度 RFAmp 步进增加 1%,观察和记录每次步进后对应的 FID 信号强度值,得到 90°和 180°软脉冲对应的脉冲幅度百分比,如图 24-5 所示。FID 信号幅值第一次达到最大时,对应的射频脉冲判断为 90°射频脉冲,此时的幅度为 90°射频脉冲的幅度;FID 信号幅值第一次达到最大后,再第一次达到最小时,射频脉冲判断为 180°射频脉冲,此时的幅度为 180°射频脉冲的幅度。

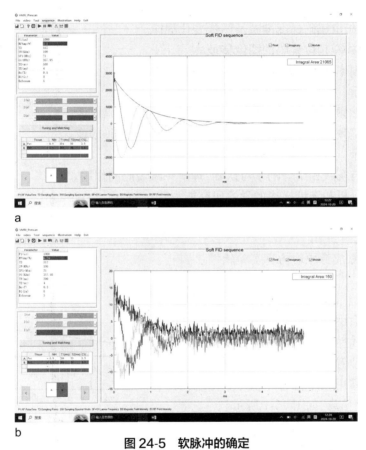

图 24-5　软脉冲的确定

a. 180°软脉冲;b. 90°软脉冲(见数字彩图)。

5. 由于最大值不易确定,故一般先确定最小值(即180°射频)。180°射频的幅值的 60% 左右确定 90°软脉冲。

五、思考与讨论

1. 90°硬脉冲的脉宽为何约为 180°脉宽的 1/2? 90°软脉冲的幅度为何大于 180°软脉冲幅度的 1/2?

2. 理论上,180°脉冲时,信号幅值为 0,实际操作中,只是出现一个最小值,为什么?

(杨　旭　王进喜)

实验二十五　一维频率/相位编码成像

一、实验目标

（一）知识目标
1. 了解频率/相位编码梯度增减及图像变化规律。
2. 熟悉一维频率/相位编码的图像特征。
3. 掌握一维频率/相位编码的原始信号的变化特点。

（二）能力目标
1. 能通过调整频率/相位编码梯度值，实现一维频率编码成像。
2. 能通过调整频率/相位编码梯度值，实现一维相位编码成像。

（三）素质目标
1. 增强理论与实践相结合的学习认知，理解一维编码的作用。
2. 提升定性分析和定量描述的学习研究能力。

二、实验器材

计算机、磁共振成像原理仿真实验软件。

三、实验原理

在磁共振成像中，一维频率编码成像是指在主磁场上叠加一个线性磁场梯度如 G_x，那么在样品中沿梯度方向不同位置的质子就有不同的进动频率，就可以把空间位移用频率位移来表示，从而识别不同位置的样品空间信息，如图 25-1 所示。

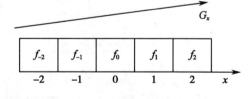

图 25-1　一维频率编码示意图

一维频率编码成像与二维梯度编码成像的区别在于缺少区分纵向空间信息的相位编码梯度，即相位编码梯度为零，只通过频率编码梯度对成像层面的横向空间位置进行区分，得到该层面样品沿频率编码方向的一维投影图像。同理，一维相位编码成像与二维梯度编码成像的区别在于缺少区分横向空间信息的频率编码梯度，即频率编码梯度为零，只通过相位编码梯度对成像层面的纵向空间位置进行区分，得到该层面样品沿相位编码方向的一维投影图像。

四、内容与步骤

（一）一维频率编码成像序列成像方法
1. 启动计算机，运行 MRISIM 软件，在主界面中选择"MR Imaging and Artifacts"模块入口。
2. 点击菜单栏中的"成像序列"，选择"一维频率编码成像"。

3. 在样品模板内选择"一维模板",如图 25-2 所示,6 种颜色代表 6 种样品,携带不同的质子密度、T_1 和 T_2 值。

4. 在默认参数下,点击"信号采集"按钮,信号采集结束后自动弹出 K 空间填充图,如图 25-3 所示。由于相位编码梯度为零,K 空间的纵向信息并无区别。

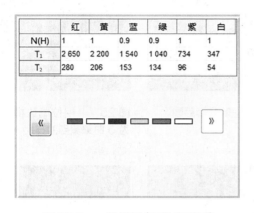

图 25-2 一维模板(见数字彩图)

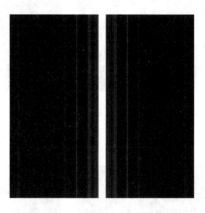

图 25-3 一维模板 K 空间填充图

5. 点击"傅里叶变换"按钮,获取一维频率编码图像,如图 25-4 所示,由于是在默认参数 T_R=300ms,T_E=30ms 下采集的信号,因此,该图像的对比度主要由样品的 T_1 差异决定,其灰度值呈现出阶梯式增大的趋势。为了更好地观察灰度范围,可点击按钮 ,在图像的右侧显示灰度条。

6. 若想观察一维频率编码下的权重像,可根据权重理论分析,设置不同的 T_R 和 T_E 值,获得不同的权重图像。分别设置 T_R=3 000ms,T_E=150ms,得到 T_2 权重像;分别设置 T_R=3 000ms,T_E=15ms,得到质子密度(PD)权重像。

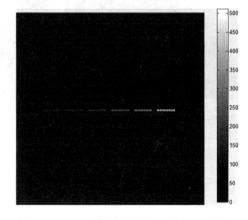

图 25-4 一维频率编码成像的 MRI 图像

（二）使用默认参数对左脑脊液右脂肪的矩形样品进行成像实验

1. 点击菜单栏"Sequence—SE Imaging—SE Sequence",选择自旋回波序列。

2. 在样品模板内选择左脑脊液右脂肪的矩形样品。

3. 在默认参数下,点击"信号采集"按钮,信号采集结束后自动弹出 K 空间,如图 25-5 所示。

4. 点击"傅里叶变换"按钮,获取图像,如图 25-6 所示。

（三）改变相位编码梯度参数 G_y 实验

1. 在默认参数的基础上将相位编码梯度 G_y 设置为 0,点击"信号采集"按钮,信号采集结束后自动弹出 K 空间图像,如图 25-7 所示。

2. 点击"傅里叶变换"按钮,获取频率编码图像,如图 25-8 所示。

（四）改变频率编码梯度参数 G_x 实验

1. 在默认参数下,将频率编码梯度 G_x 设置为 0,点击"信号采集"按钮,信号采集结束后自动弹出 K 空间图像,如图 25-9 所示。

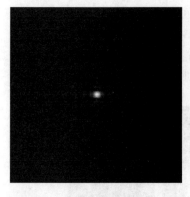

图 25-5　默认参数下的样品 K 空间图像

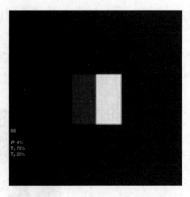

图 25-6　傅里叶变换后图像

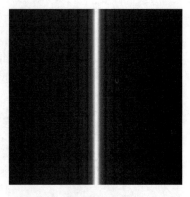

图 25-7　相位编码梯度 G_y 设置为 0 时采集到的样品 K 空间图像

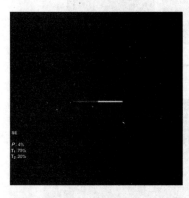

图 25-8　相位编码梯度 G_y 设置为 0 时采集到的样品图像

图 25-9　频率编码梯度 G_x 设置为 0 时采集到的 K 空间图像

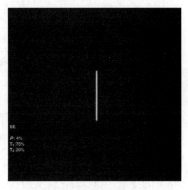

图 25-10　频率编码梯度 G_x 设置为 0 时采集到的样品图像

2. 点击"傅里叶变换"按钮，获取相位编码图像，如图 25-10 所示。

五、思考与讨论

1. 一维编码成像，原始信号的变化特点是什么？
2. 一维编码成像的图像特征是什么？
3. G_x 增减的图像变化规律是什么？
4. 一维频率编码，相当于将样品结构沿横向拉伸，简述一维相位编码的作用。

（李永生　汪红志）

实验二十六 二维编码成像过程(K空间填充与图像重建)

一、实验目标

(一)知识目标

1. 熟悉K空间的基本概念和填充方式。
2. 掌握K空间的特性。
3. 掌握K空间与图像的关系。

(二)能力目标

1. 能通过观察K空间的填充,归纳K空间的填充方式及应用。
2. 能通过K空间特性的演示,实现强化K空间的认知及在MR成像中的作用。

(三)素质目标

1. 促进学生掌握实验技能,养成良好的实验习惯和严谨的科学作风。
2. 引导学生形成积极实践、崇尚科学、勇于创新的品质。

二、实验器材

计算机、磁共振成像原理仿真实验软件。

三、实验原理

(一)K空间的基本概念

K空间是存储MR原始数据的空间。人体层面的MR信号被采集,经过模/数转换后,临时放在一个空间中,这一空间就是K空间。每一幅MRI图像都有其相应的K空间数据。

(二)K空间的填充方式及轨迹

K空间有多种填充方式,最常采用的是循序对称填充模式,即从K空间相位编码方向的一侧开始,逐渐向K空间中心填充,然后再从K空间中心向相位编码方向的另一侧填充。其次是K空间中央优先填充模式,即扫描一开始先采集和填充K空间中心区域($Ky=0$附近)的相位编码线,决定图像的对比;然后再填充K空间周边的相位编码线,这一技术主要用于透视实时触发三维动态增强扫描和对比增强磁共振血管成像(CE-MRA),如图26-1所示。

K空间的填充轨迹主要有:标准长方直线型、迂回轨迹(EPI)型、圆型、螺旋型及辐射型等。

(三)K空间的特性

1. K空间在频率编码方向和相位编码方向都具有镜像对称性。利用这种特性,可以只采集填充一半的相位编码线来模拟填充另一半未采集的相位编码线,然后重建图像以节约扫描时间。这种只采集填充一半(实际是一半以上,决定图像对比的K空间中心部分的相位编码线需要采集填充)相位编码线的技术称为半傅里叶采集技术,或称半扫描技术。此技术常用于磁

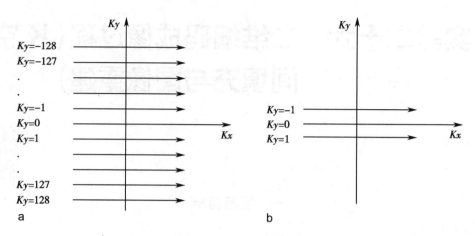

图26-1 K空间填充模式示意图

a. K空间循序对称填充模式;b. K空间中央优先填充模式。

共振快速成像序列。

2. K空间数据和磁共振图像数据之间不是一对一关系,K空间中的任一点与图像中的每个像素点都有关联,即K空间中每一点都包含有图像的信息,因此K空间中任一数据点出现异常都会影响磁共振的整体图像。

3. 填充K空间中央区域的数据主要决定图像的主体,而填充K空间周边区域的数据主要决定图像的细节。

四、内容与步骤

(一) K空间的填充

1. 启动计算机,运行 MRISIM 软件,在主界面中选择 "MR Imaging and Artifacts" 模块。

2. 在序列选项中选择 SE 序列,在样品模板内选择 "数字人脑模型"。

3. 保持默认参数 $G_x=G_y=1.9Gs/cm$,$SW=100kHz$,$D_y=1.28ms$,$TD=128$,$NE=128$,在工具栏中找到"信号采集"按钮并点击,图像显示区选"Real"和"Imaginary",同时显示实部和虚部。观察 K 空间数据填充状态的变换和原始数据实时显示区域变换,记录扫描时间,并注意观察此时 K 空间轨迹为直线型,如图 26-2 所示。

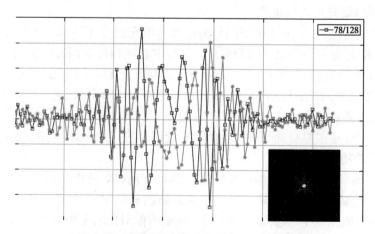

图26-2 直线型填充K空间(见数字彩图)

当填充结束后，自动显示K空间数据图，如图26-3a。然后进行傅里叶变换，即点击"FFT"，得到磁共振图像，如图26-3b。

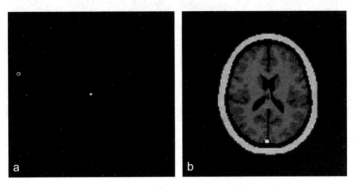

图26-3　SE序列K空间数据图和磁共振图像

a.K空间数据图；b.磁共振图像。

4.在序列选项中选择modified EPI序列，保持默认参数，点击"信号采集"按钮，自动显示K空间时观察K空间轨迹为迂回型，如图26-4所示。选择spiral EPI序列，保持默认参数，点击"信号采集"按钮，自动显示K空间时观察K空间轨迹螺旋型，速度很快，如图26-5所示。

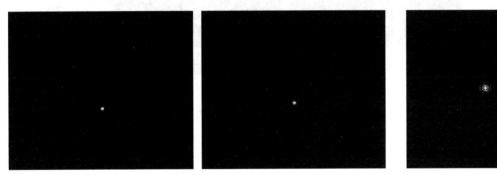

图26-4　迂回型填充K空间　　　　　**图26-5　螺旋型填充K空间**

（二）K空间特性

1.在采集参数设置区"Filling"选项选择"Half Scan（半扫描技术）"后，点击"信号采集"按钮，观察K空间数据填充状态的变换和原始数据实时显示区域的变换，注意相位编码步数值的变化。当相位编码步数值到70（即原步数值128的一半多一点）时停止扫描，K空间数据图自动显示。点击"FFT"，得到磁共振图像。观察半扫描技术下的图像特点及填充时间。

2.分别调整NE和TD为256，观察此时原始数据和K空间的变化情况。记录填充时间的变化并完成"思考与讨论6"。

3.在伪影参数设置区中找到"Data Sparkle"，调整数据点(x,y)位置，如$(60,60)$，获取K空间和磁共振图像，如图26-6所示。可观察到K空间数据图上有一个数据错误点，磁共振图像上出现明暗相间的条纹伪影。

4.调整数据点(x,y)位置，如$(15,110)$，获取K空间和磁共振图像，如图26-7所示，观察该图像与图26-6的差异。磁共振图像中条纹的方向和间距与错误数据点的位置有关。

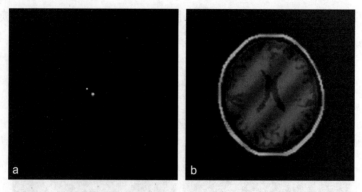

图 26-6　错误数据点为（60,60）时的 K 空间数据图和磁共振图像
a. K 空间数据图；b. 磁共振图像。

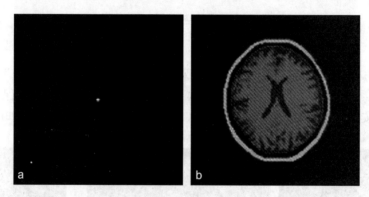

图 26-7　数据点为（15,110）时的 K 空间数据图和磁共振图像
a. K 空间数据图；b. 磁共振图像。

5. 任意设置数据点（x,y）的位置，获取图像并观察。

五、思考与讨论

1. 使用半扫描技术进行 K 空间填充时为什么不是刚好一半，而是填充比一半略多一些？

2. K 空间不同轨迹和填充方式对 MR 成像有什么意义？

3. 原始数据信噪比随相位编码步级变化的规律是什么？相位编码步级数为多少时，信噪比最高？

4. 整个原始数据采集和 K 空间填充所需要的时间表达式是什么？在默认参数下，时间是多少？

5. K 空间中出现一个数据错误点，则相应磁共振图像出现条纹伪影，表明 K 空间阵列和磁共振图像阵列之间是怎样的关系？

6. 完成实验内容后，点击保存数据，将 K 空间原始数据保存后，读出二维矩阵数据，观察数据特点。也可以自行采用 matlab 的 FFt2 函数，结合 FFtshift 函数、abs 函数等，进行重建图像和显示。

（杨　旭　汪红志）

实验二十七 磁共振成像过程与空间分辨力调节

一、实验目标

（一）知识目标

1. 了解 SE 序列成像原始数据采集过程。
2. 掌握自旋回波序列的成像原理。
3. 自旋回波成像参数对图像视野、空间分辨力的影响。

（二）能力目标

1. 能通过调节相关序列参数控制图像分辨力。
2. 能调节序列参数控制图像的横纵 FOV 比例。

（三）素质目标

1. 增强 SE 序列理论知识与实践相结合的学习认知。
2. 提升 SE 序列的学习与研究能力。

二、实验器材

计算机、磁共振成像原理仿真实验软件。

三、实验原理

（一）基本自旋回波序列结构

在磁共振成像中，为了获取用以重建图像的信号，按照一定时序和周期施加的射频脉冲和梯度脉冲的组合称为脉冲序列（pulse sequence）或序列。临床上常用的序列分为自旋回波序列和梯度回波序列，他们又分别包含各自的变体。图 27-1 所示为自旋回波序列的主要结构。

如图 27-1 从上到下所示，自旋回波序列包括：①射频脉冲；②选层梯度；③相位编码梯度；④频率编码梯度；⑤信号采集开关。在图示时序的严密配合下，产生并通过磁共振信号采集系统采集自旋回波信号。将自旋回波信号填充 K 空间完毕后采取傅里叶变换，即可获得临床磁共振图像。

每个 T_R 周期（每一次相位编码步）采集一个回波信号。每个回波会经正交检波后，得到实部和虚部两条数据，分别对两条数据进行 TD 个点的采样后再合成为一条 TD 个复数点数据，填充到 K 空间的一行。因此整个 K 空间为 NE（相位编码步数）行、TD 列的二维复数矩阵。对该二维复数矩阵进行快速傅里叶变换（FFT）即可得到图像。

从 SE 序列采集数据的过程可以看出，原始数据空间为二维的时间坐标系。水平方向是采样间隔 t，竖直方向为等效相位编码时间间隔。将此原始数据经过 2D-FFT 重建，可得到频率分布信息，也就是组织结构图像，因为经过梯度编码以后，空间信息和频率信息是一体的。由于

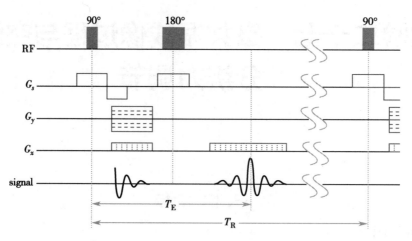

图 27-1 基本自旋回波序列时序图（见数字彩图）

相位编码梯度和频率编码梯度的作用,K 空间数据体现出中间高、四角低的特点。原始数据采集过程也可以看到信号的变化规律。

（二）自旋回波序列成像原理

1. 射频脉冲 自旋回波序列用 90°射频脉冲激励样品,在射频脉冲的作用下宏观磁化矢量迅速倒向 xOy 平面。经过一段时间（$T_E/2$）的散相之后施加 180°射频脉冲,在旋转平面内,各个质子的磁化矢量沿着射频脉冲施加方向发生镜像翻转,经过相同的时间（$T_E/2$）之后,散相质子发生重聚,从而产生自旋回波信号。

2. 选层梯度 在施加射频脉冲的同时,施加选层梯度脉冲 G_s,确保选择激发一个特定的层面,从而实现三维空间编码的一个维度的编码。

3. 相位编码梯度 通常在 90°和 180°射频脉冲施加间隙,在异于选层方向的另一个维度上施加相位编码梯度,在每个重复过程中（即 K 空间的相位编码方向上）梯度持续时间相等,但梯度大小递减或反向递增,从而在该方向的维度上实现空间编码。

4. 频率编码梯度 回波数据采集的过程中,在异于选层方向和相位编码方向的另一个维度上,施加大小稳定的频率编码梯度,在单个回波的数据采集过程中（K 空间的频率编码方向上）,梯度大小稳定但梯度持续时间递增,从而在该方向的维度上实现空间编码。

5. 信号采集开关 当磁共振信号产生的过程中信号采集开关打开,信号采集系统对接收线圈产生的感应电动势信号进行离散化采样和 K 空间填充。

（三）自旋回波序列图像的空间分辨力调节

1. 尼奎斯特采样定理 尼奎斯特采样定理表明,能够采集到的信号最大频率是数据采样带宽的一半。

2. 视野 采集信号过程中,磁共振信号和射频中心频率进行混频,因此采集信号的频率为:

$$\omega=\gamma\left(B_0+\Delta B\right)-\omega_0=\left(\gamma B_0-\omega_0\right)+\gamma\Delta B \tag{27-1}$$

其中 B_0 是静磁场强度,ΔB 是频率编码梯度磁场,ω_0 是射频场中心频率。假设梯度是线性的:

$$\Delta B=G_x\cdot x \tag{27-2}$$

x 方向沿频率编码梯度方向,坐标 $x=0$ 为频率编码梯度场磁场强度为 0 的位置。因此式

27-1 和式 27-2 结合尼奎斯特采样定理得到：

$$|(\gamma B_0 - \omega_0) + \gamma G_x x| \leq SW/2 \qquad (27\text{-}3)$$

视野中心对应为零频，视野中心 x_0 在梯度场参考空间对应的位置为：

$$|(\gamma B_0 - \omega_0) + \gamma G_x x_0| = 0$$
$$x_0 = (\gamma B_0 - \omega_0)/\gamma G_x \qquad (27\text{-}4)$$

视野大小计算可得：

$$FOV_x = x_+ - x_- = SW/(\gamma G_x) \qquad (27\text{-}5)$$

其中 x_+、x_- 分别为视野最右侧值（正最大值）和视野最左侧值（负最小值），SW 是采样带宽，设为采样点之间的时间间隔，则 $\Delta t = 1/SW$，那么可得频率编码方向上视野的大小为：

$$FOV_x = SW/(\gamma G_x) = 1/\gamma G_x \Delta t \qquad (27\text{-}6)$$

同理，相位编码方向上的视野大小为：

$$FOV_y = 1/\gamma \Delta G_y D_y \qquad (27\text{-}7)$$

其中 ΔG_y 是采样周期之间相位编码梯度的改变值，等于相位编码最大梯度和相位编码步数的比值：$\Delta G_y = 2G_y/NE$；D_y 是相位编码施加的时间，因此相位编码方向上的视野大小为：

$$FOV_y = NE/2\gamma G_y D_y \qquad (27\text{-}8)$$

四、内容与步骤

（一）SE 序列成像基本操作

1. 启动计算机，运行 MRISIM 软件，在主界面中选择"MR Imaging and Artifacts"模块入口。点击菜单栏"Sequence—SE Imaging—SE Sequence"，选择自旋回波序列。

2. 在样品模板内选择试管样品，外"CSF"内"Fat"，如图 27-2 所示。

3. 在默认参数 $G_x = G_y = 1.9Gs/cm$、$D_y = 1.28ms$ 及 $SW = 100kHz$ 下，设置矩阵插值方式为"无"，点击"信号采集"按钮，观察 K 空间数据填充状态的变换和原始数据实时显示区域变换。

4. 当信号采集完后，自动显示 K 空间，点击"傅里叶变换"按钮，获取样品图像，如图 27-3 所示。

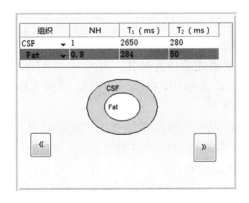

图 27-2　试管样品（见数字彩图）

图 27-3　试管样品图像

（二）改变成像视野和空间分辨力操作

1. 采用大脑样品模板如图 27-4 所示。

2. 选择默认参数,扫描重建得到参考图像,如图 27-5 所示。

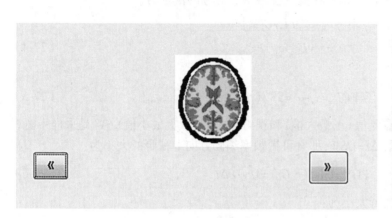

图 27-4　大脑样品模板（见数字彩图）

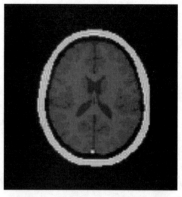

图 27-5　大脑样品的默认参考图像

3. 保持其他参数不变,将 SW 增大到 200kHz,扫描重建图像并记录图像如图 27-6 所示,发现样品横向缩窄为参考图像的一半,纵向不变。分析其原因:因为 SW 翻倍,故横向视野变为原来的 2 倍,试管样品大小不变而视野变大,因此样品显得横向变窄了。

4. 保持其他参数不变,减小 D_y 为 0.64,扫描重建图像并记录图像如图 27-7 所示,发现样品纵向也缩窄为参考图像的一半,横、纵向均缩小了一半,样品又显示为正圆。分析其原因: D_y 减小一半,相当于 SW_y 增加一倍,故样品纵向占视野比例缩小一半。横、纵向均缩小一半,相比参考图像而言,图像变成是直径缩小一半的圆形。

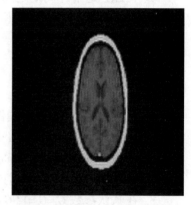

图 27-6　SW 翻倍时的大脑样品图像

5. 步骤 3 中,也可以保持 D_y 不变,将 NE 增加一倍,为了使得采集矩阵为方阵,将 TD 也增加一倍。扫描重建图像并记录图像,发现与图 27-7 基本一致。分析其原因: NE 增加一倍,相当于 SW_y 增加一倍,故样品纵向占视野比例缩小一半。横、纵向均缩小一半,相比参考图像而言,图像变成直径缩小一半的圆形。

6. 可分别重复步骤 2~4,设置不同的 SW, D_y 以及 NE,观察扫描图像的变化规律。

7. 在默认参数下,分别增加或减小 G_x,观察重建图像的变化。并总结 G_x 对图像的影响规律。图 27-8 和图 27-9 分别是 G_x 缩小一半和增加一倍的图像效果。当 G_x 增加一倍时,FOV 小于样品尺寸,故图 27-9 出现了明显的横向卷褶伪影。

8. 在默认参数下,同理分别增加或减小 G_y,观察重建图像的变化。并总结 G_y 对图像的影响规律。图 27-10 和图 27-11 分别是 G_y 缩小一半和增加一倍的图像效果。当 G_y 增加一倍时,FOV 小于样品尺寸,故图 27-11 出现了明显的纵向卷褶伪影。

9. 自行重复"步骤 1"和"步骤 2",任意设置不同的 G_x 和 G_y,扫描重建得到图像。并分析总结 G_x 和 G_y 对图像的影响规律。

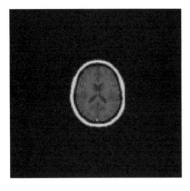

图 27-7 D_y 减半时的大脑样品图像

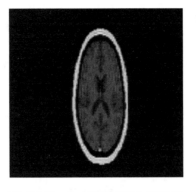

图 27-8 G_x 减半时的大脑样品图像

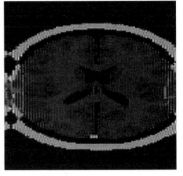

图 27-9 G_x 翻倍时的大脑样品图像

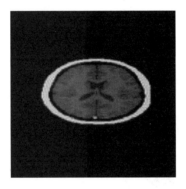

图 27-10 G_y 减半时的大脑样品图像

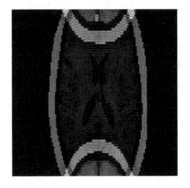

图 27-11 G_y 翻倍时的大脑样品参考图像

五、思考与讨论

1. 简述原始数据信噪比随相位编码步(NE)的变化规律;NE 为多少时,信噪比最高?
2. 整个原始数据采集和 K 空间填充所需要的时间表达式是什么?
3. 原始数据的信噪比变化规律是什么?
4. 原始数据采集时间由什么参数决定?
5. K 空间二维矩阵的大小由什么参数决定?
6. 简述 K 空间的数据特点和其形成原因。

(徐建忠 王进喜)

实验二十八　磁共振成像的图像权重调节

一、实验目标

(一) 知识目标

1. 掌握 MRI 图像的权重概念和权重影响因素。
2. 熟悉 SE 序列不同权重像的图像表现。
3. 掌握自旋回波成像参数对权重的影响。

(二) 能力目标

能通过调整 SE 序列的 T_R、T_E，得到不同的权重图像。

(三) 素质目标

1. 增强 SE 序列理论知识与实践相结合的学习认知。
2. 提升 SE 序列的学习与研究能力。

二、实验器材

计算机、磁共振成像原理仿真实验软件。

三、实验原理

自旋回波序列图像的权重

自旋回波成像序列中，接收到的质子信号强度公式如下：

$$S \propto A\rho(H)\left[1-\exp(-T_R/T_1)\right]\exp(-T_E/T_2) \qquad (28\text{-}1)$$

其中 A 为成像系统相关常数，$\rho(H)$ 为质子密度，T_1、T_2 分别为纵向和横向弛豫时间，T_R、T_E 分别为重复时间和回波时间。

由式 28-1 可知，系统确定后影响信号强度的 3 个因素分别为：①质子密度 $\rho(H)$；②纵向恢复 $1-\exp(-T_R/T_1)$；③横向衰减 $\exp(-T_E/T_2)$。图像中不同组织成分信号大小的差异如果主要由某个因素造成，则称为该因素的权重像，即质子密度加权，纵向 T_1 加权(简称 T_1 加权)，横向 T_2 加权(简称 T_2 加权)。

（1）当长 T_R、短 T_E 时，式子近似为 $S \propto A\rho(H)$，此时信号强度主要由质子密度决定，因此称为质子密度加权像。

（2）当短 T_R、短 T_E 时，式子近似为 $S \propto A\rho(H)\left[1-\exp(-T_R/T_1)\right]$，此时信号强度主要由 T_1 决定，因此称为 T_1 加权像。

（3）当长 T_R、长 T_E 时，式子近似为 $S \propto A\rho(H)\exp(-T_E/T_2)$，此时信号强度主要由 T_2 决定，因此称为 T_2 加权像。

综上所述,改变重复时间 T_R 和回波时间 T_E,可以改变信号的幅值,进而改变样品组织在图像上的灰度,得到图像的不同加权方式。

四、内容与步骤

(一) 脂肪和脑脊液试管样品权重实验

1. 启动计算机,运行 MRISIM 软件,在主界面中选择"MR Imaging and Artifacts"模块入口。点击菜单栏"Sequence—SE Imaging—SE Sequence",选择自旋回波序列。

2. 在样品模板内选择试管样品外"CSF"内"Fat"。

3. 采用默认参数值(T_R=300ms, T_E=30ms)采集图像,点击"信号采集"按钮,当信号采集完后,自动显示 K 空间,点击"傅里叶变换"按钮,如图 28-1a 所示。脂肪的 T_1 值小于脑脊液的 T_1 值,纵向恢复相对较快,而 T_R 和 T_E 相对较短,因此脂肪呈现相对高的信号。

4. 质子密度加权像。以 1 000ms 为步进增加 T_R (1 300ms、2 300ms、3 300ms),以 5ms 为步进减小 T_E (25ms、20ms、15ms),点击"信号采集"按钮,信号采集完后,点击"傅里叶变换"按钮,观察两种组织的灰度变化,如图 28-1b~d 所示,质子密度加权逐渐加重,最终脑脊液和脂肪均呈现高信号。

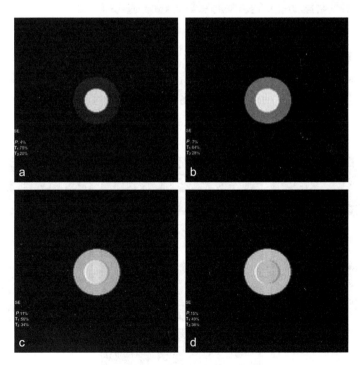

图 28-1　质子密度加权逐渐加重

5. 纵向弛豫 T_1 加权。在步骤 4 的基础上(T_R=3 300ms, T_E=15ms),逐渐减小 T_R (1 500ms、1 000ms、500ms、100ms),点击"信号采集"按钮,信号采集完后,点击"傅里叶变换"按钮,观察两种组织的灰度变化,如图 28-2 所示, T_1 加权逐渐加重,最终脂肪呈现高信号,脑脊液呈现低信号。

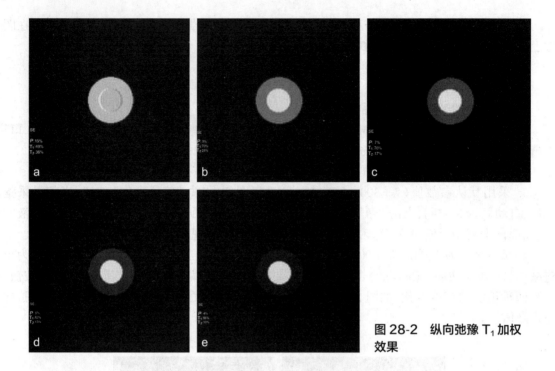

图 28-2　纵向弛豫 T_1 加权效果

6. 横向弛豫 T_2 加权像。在步骤 4 的基础上（T_R=3 300ms，T_E=15ms），逐渐增大 T_E（40ms、65ms、90ms、190ms），点击"信号采集"按钮，信号采集完后，点击"傅里叶变换"按钮，观察两种组织的灰度变化，如图 28-3 所示，T_2 加权逐渐加重，最终脑脊液呈现高信号，脂肪呈现低信号。

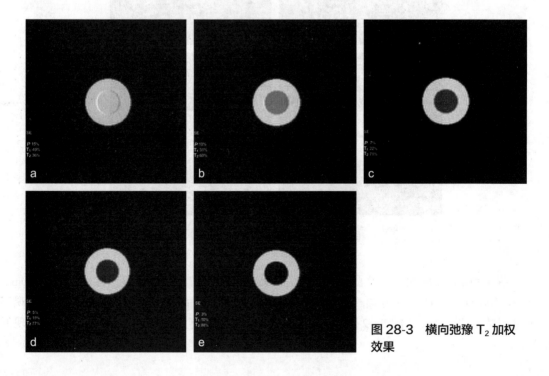

图 28-3　横向弛豫 T_2 加权效果

(二) 大脑样品权重实验

1. 扫描参考图像。采用默认参数值(T_R=300ms,T_E=30ms) 采集图像,扫描重建图像,如图 28-4 所示。脂肪的 T_1 值小于脑脊液的 T_1 值,纵向恢复相对较快,而 T_R 和 T_E 相对较短,因此脂肪呈现相对高信号。

2. 质子密度加权像。以 1 000ms 为步进增加 T_R(1 300ms、2 300ms、3 300ms),以 5ms 为步进减小 T_E(25ms、20ms、15ms),扫描重建图像,观察 2 种组织的灰度变化,如图 28-5 所示,质子密度加权逐渐加重,信噪比逐步增强,图像对比主要体现为质子密度差异。

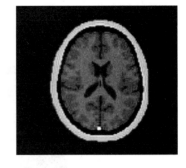

图 28-4　权重参考图像

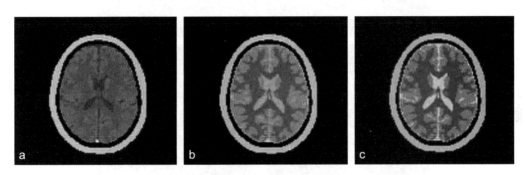

图 28-5　质子密度加权像

3. T_1 加权像。逐渐减小 T_R(1 500ms、500ms、100ms、50ms),保持 T_E=15ms,扫描重建图像,观察两种组织的灰度变化,如图 28-6 所示,T_1 加权逐渐加重,最终脂肪呈现高信号,脑脊液呈现低信号。

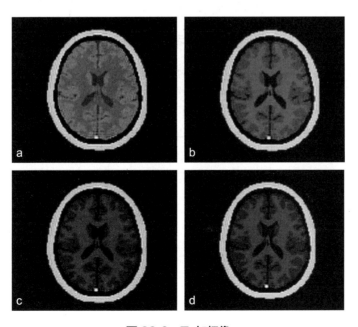

图 28-6　T_1 加权像

4. T₂加权像。保持T_R=3 300ms，逐渐增大T_E（40ms、65ms、90ms、190ms），扫描重建得到图像如图28-7所示，观察两种组织的灰度变化。T₂加权逐渐加重，最终脑脊液呈现高信号，脂肪呈现低信号。

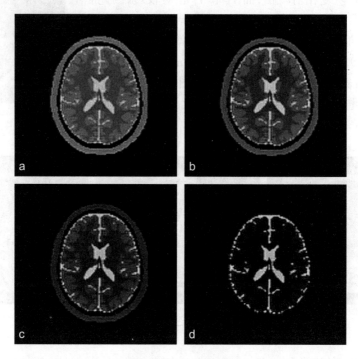

图28-7 T₂加权像

5. 可自行重复"步骤（一）的2~4"，任意调整T_R和T_E时间，可适当缩小间隔时间，扫描重建得到一系列图像。总结T_R和T_E对图像权重的影响规律。

五、思考与讨论

1. 磁共振自旋回波成像主要的加权方式有哪些？

2. 磁共振自旋回波成像加权方式参数设置特点有哪些？

3. 人体组织发生病变后，一个明显的特征是含水量增加，水具有较长的T₁和T₂，因此，病变组织的弛豫时间比正常组织长。结合实验得出的结论，说明临床上要区分病变组织和正常组织，通常采用哪种加权像效果会更好？

（徐建忠）

实验二十九　GRE 成像序列

一、实验目标

（一）知识目标

1. 了解梯度回波 GRE 序列的原理。
2. 熟悉 GRE 序列的结构形式和特点。
3. 掌握 GRE 序列成像参数对图像权重的影响规律。

（二）能力目标

1. 通过调整 GRE 序列 T_R、T_E 和 α 参数，控制所获图像对比度。
2. 通过调整 GRE 序列 T_R、T_E 和 α 参数，影响不同组织的信号强度。

（三）素质目标

1. 增强 GRE 序列理论知识与实践相结合的学习认知。
2. 提升 GRE 序列的学习能力与研究能力。

二、实验器材

计算机、磁共振成像原理仿真实验软件。

三、实验原理

（一）GRE 序列的原理

GRE 序列采用小于 90° 的 α 脉冲使纵向磁化矢量小角度（α）翻转后，在频率编码方向上先后施加梯度大小相等但方向相反的两个梯度场（离相位梯度场和聚相位梯度场）来实现相位的分散和重聚，从而获得一个从零到最大再到零的回波信号，即梯度回波信号。其序列结构如图 29-1 所示。

（二）GRE 序列的特点

在 GRE 序列中，由于读出梯度只改变了不同位置的质子进动频率，未改变进动方向，磁场不均匀性导致的散相效果未被消除，因此 GRE 序列对磁场不均匀性极其敏感。

在 GRE 序列中，由于采用小角度 α 而非 90° 翻转角，所以使纵向磁化矢量弛豫达到一定幅值所需时间大大缩短，可采用较短的 T_R 来获取一条傅里叶数据；其次，采用读出梯度而非 180° 脉冲采集回波信号，缩短了 T_E，从而可进一步缩短 T_R。由于 T_R 决定成像速度，因此 T_R 大幅度缩短的 GRE 序列是一种快速成像序列。

（三）GRE 序列参数对图像权重的影响

GRE 序列的回波信号幅值可表示为：

$$S=\rho(H)\frac{\exp(-T_E/T_2^*)\left[1-\exp(-T_R/T_1)\right]\sin\alpha}{1-\exp(-T_R/T_1)\cos\alpha} \tag{29-1}$$

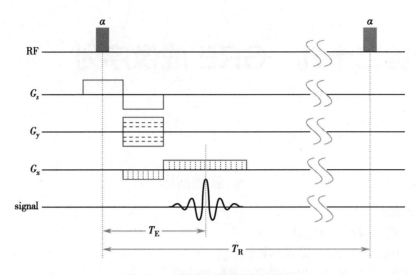

图 29-1　GRE 序列结构示意图

式 29-1 中，$\rho(H)$、T_1 和 T_2^* 是组织的本征参数（由于 GRE 序列对磁场的不均匀性极其敏感，因此 T_2^* 代替了 T_2）；T_R、T_E 和 α 是用户可以设置的参数。若 MRI 图像的对比度主要由组织的质子密度差异 $\rho(H)$ 导致，则称其为质子密度权重像；同理，若 MRI 图像的对比度主要由组织的 T_1 差异导致，则称其为 T_1 权重像；若 MRI 图像的对比度主要由组织的 T_2^* 差异导致，则称其为 T_2^* 权重像。在 GRE 序列中，组织的质子密度 $\rho(H)$、T_1 和 T_2^* 权重像主要依赖于 T_R、T_E 和 α 三个参数。如表 29-1 所示，根据 T_R、T_E 和 α 参数设置的不同，可以获得 GRE 序列下不同的权重像。

表 29-1　GRE 序列不同参数下的权重像

扫描参数	T_R/ms	T_E/ms	α/°
T_1 权重	20~50	12~15	45~90
T_2^* 权重	200~400	36~60	5~20
质子密度权重	200~400	12~15	5~20

四、内容与步骤

1. 观察和选择序列　启动计算机，运行 MRISIM 软件，在主界面中选择 "MR Imaging and Artifacts" 模块，选择菜单栏中的 "Illustration—GRE Sequence"，观察 GRE 序列的结构图；点击菜单栏 "Sequence—Gradient Echo Imaging（GRE）"，选择 GRE 序列。

2. 设置样品　在样品模板内选择 "试管样品"，外试管样品为 "脑脊液（CSF）"，内试管样品为 "脂肪（Fat）"。

3. GRE 序列成像　设置参数 T_R=200ms，T_E=15ms，α=15°。点击 "信号采集" 按钮，采集完信号后，点击 "傅里叶变换" 按钮，得到磁共振图像，实验预期效果如图 29-2a 所示。参考脑脊液和脂肪组织的弛豫时间，这里 T_R 和 T_E 的参数设置被认为是长 T_R 和短 T_E，属于质子密度加权成像，因此脑脊液和脂肪组织信号都很高。

4. α 角对图像对比度的影响　设置 T_R=200ms、T_E=15ms 不变，α 先后设置为 30°、60°、

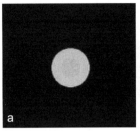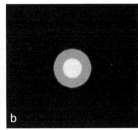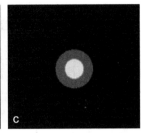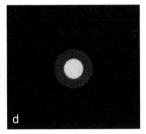

图 29-2　GRE 序列的 α 角增大，T_1 权重加大

90°。点击"信号采集"按钮，信号采集完后，点击"傅里叶变换"按钮，得到磁共振图像，实验预期效果如图 29-2b~d 所示。本组实验的 α 角度逐渐加大，纵向磁化矢量的恢复量加大，更能体现纵向弛豫速度的差别，因此 T_1 权重加大。由于脑脊液 T_1 值较长，纵向恢复较慢，信号逐渐降低。

5. T_R 对图像对比度的影响　设置 T_E=15ms、α=15°不变，T_R 先后设置为 200ms、100ms、50ms、25ms。点击"信号采集"按钮，信号采集完后，点击"傅里叶变换"按钮，得到磁共振图像，实验预期效果如图 29-3 所示。本组实验的 T_R 逐渐减小，由长 T_R、短 T_E 转为短 T_R、短 T_E，成像权重由质子密度加权转向 T_1 加权。由于脑脊液 T_1 值较长，纵向磁化矢量恢复较慢，信号逐渐降低。

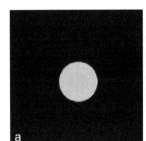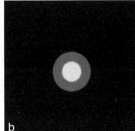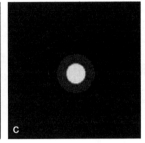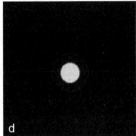

图 29-3　GRE 序列的 T_R 减小，T_1 权重加大

6. T_E 对图像对比度的影响　设置 T_R=200ms、α=15°不变，T_E 先后设置为 15ms、25ms、35ms、45ms。点击"信号采集"按钮，信号采集完后，点击"傅里叶变换"按钮，得到磁共振图像，实验预期效果如图 29-4 所示。本组实验的 T_E 逐渐增大，由长 T_R、短 T_E 转为长 T_R、长 T_E，成像权重由质子密度加权转向 T_2^* 加权。由于脂肪组织 T_2 值较短，横向弛豫较快，因此脂肪的信号逐渐降低。

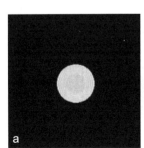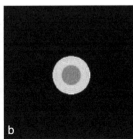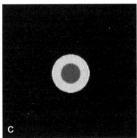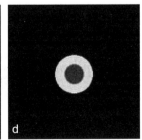

图 29-4　GRE 序列的 T_E 增大，T_2^* 权重加大

五、思考与讨论

1. 设置 $T_E=15\text{ms}$、$\alpha=15°$ 不变，T_R 先后设置为 200ms、100ms、50ms、25ms，磁共振图像权重变化方式如何？脑脊液和脂肪组织信号变化较大的是哪个，并说明其原因。

2. 设置 $T_R=200\text{ms}$、$\alpha=15°$ 不变，T_E 先后设置为 15ms、25ms、35ms、45ms，磁共振图像权重变化方式如何？脑脊液和脂肪组织信号变化较大的是哪个，并说明其原因。

3. 设置 $T_R=200\text{ms}$、$T_E=15\text{ms}$ 不变，α 先后设置为 15°、30°、60°、90°，磁共振图像权重变化方式如何？脑脊液和脂肪组织信号变化较大的是哪个，并说明其原因。

4. 为何 GRE 序列成像速度快于 SE 序列？

5. 为何 GRE 序列能实现 T_2^* 加权像，而不能实现 T_2 加权像？

（陈国勇）

实验三十　IR 成像序列

一、实验目标

（一）知识目标

1. 了解反转恢复 IR 序列原理。
2. 熟悉 IR 序列的结构形式和特点。
3. 掌握 IR 序列成像参数对图像的影响。

（二）能力目标

1. 掌握组织抑制技术的原理及应用。
2. 能通过设置合适的 T_1 时间，获得不同组织抑制图像。

（三）素质目标

1. 增强 IR 序列理论知识与实践相结合的学习认知。
2. 提升 IR 序列的学习与研究能力。

二、实验器材

计算机、磁共振成像原理仿真实验软件。

三、实验原理

（一）IR 序列原理

IR 序列采用两个 180°脉冲和一个 90°脉冲组合来实现回波信号采集，如图 30-1 所示。序列中 T_I 表示 180°脉冲与 90°脉冲之间的间隔时间，称为反转时间；T_R 为重复时间；T_E 为 90°脉

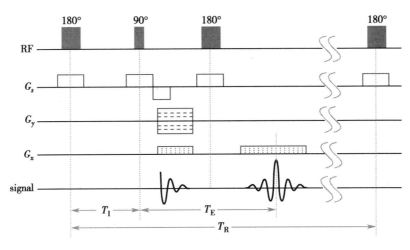

图 30-1　IR 序列结构示意图

冲到回波降值的时间,为回波时间。在90°脉冲施加之前,首先对静磁场中的质子群施加一个180°脉冲,使原来沿 z 方向的纵向磁化矢量翻转180°,偏转到负 z 方向,导致不同组织的纵向磁化矢量弛豫范围增大一倍($-M_0 \sim M_0$),从而可突显组织本征 T_1 差异对磁共振图像对比度的贡献,获得 T_1 权重更大的图像。

(二) IR 序列的特点

IR 序列常用于图像对比度逆转和组织抑制成像,其最大特点是可通过改变 T_1 值来实现不同的图像对比。

对于两种不同 T_1 的组织,在其他参数(T_R、T_E 等)不变的情况下,选择很短的 $T_1=T_{I1}$ 时,两种组织的纵向磁化矢量弛豫均未过零,短 T_1 组织信号幅值低,长 T_1 组织信号幅值高,在图像上长 T_1 组织比短 T_1 组织显得亮。选择较长的 $T_1=T_{I2}$ 时,两种组织的纵向磁化矢量弛豫均已过零,短 T_1 组织信号幅值高,长 T_1 组织信号幅值低,在图像上长 T_1 组织比短 T_1 组织显得暗。选择合适的 $T_1=T_{I3}$ 时,短 T_1 组织的纵向磁化矢量弛豫过零点,长 T_1 组织的纵向磁化矢量弛豫尚未过零点,但二者的磁化矢量绝对值相近,由于大多数磁共振图像都是采用信号幅值信息(即绝对值)重建图像,因此在图像上两种不同 T_1 组织的亮度相近;而在两种组织的交界处,由于组织的均匀混合,使得正负磁化矢量相互抵消而信号很低,图像上表现为两种相近亮度的组织之间出现黑色交界线。

综上,对于两种不同 T_1 的组织,在其他参数(T_R、T_E 等)不变的情况下,通过选择不同的 T_1 时间,可实现灵活的组织对比,如图30-2所示。

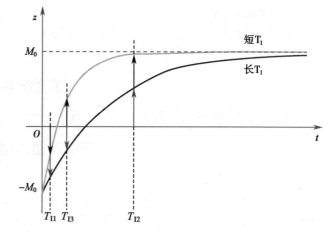

图 30-2 IR 序列中不同 T_1 可实现灵活的组织对比

(三) IR 序列的常见应用

现今常用的 IR 序列主要有短 T_1 反转恢复(short T_1 inversion recovery, STIR)序列和液体衰减反转恢复(fluid attenuated inversion recovery, FLAIR)序列,分别用于抑制脂肪和水的信号。

脂肪具有短 T_1,在 T_1 像上体现为最高亮度信号,在 T_2 像上体现为中等亮度信号。为了更好地观察其他组织或病变,需要抑制脂肪的高信号。STIR 序列选择 $T_1=\ln2 \times T_{1fat}$,此时脂肪的纵向磁化矢量刚好弛豫接近零点,所获图像上脂肪组织的信号被抑制而呈黑色,实现"压脂"技术。

脑脊液的主要成分为自由水,在 T_2 像上体现为最高亮度信号,对脑组织或病变的信号存在影响,同时脑脊液的搏动还会产生运动伪影,因此磁共振颅脑成像时需要抑制脑脊液的高信号。FLAIR 序列选择 $T_1=\ln2 \times T_{1water}$,此时脑脊液的纵向磁化矢量刚好弛豫接近零点,所获图像上脑脊液的信号被抑制而呈黑色,实现"黑水"技术。

四、内容与步骤

1. 观察和选择序列。启动计算机,运行 MRISIM 软件,在主界面中选择 "MR Imaging and Artifacts" 模块,选择菜单栏中的 "Illustration—IR Sequence",观察 IR 序列的结构图;点击菜单栏 "Sequence—Inversion Recovery Imaging(IR)",选择 IR 序列。

2. 设置样品。在样品模板内选择"试管样品",外试管样品为"脑脊液（CSF）",内试管样品为"脂肪（Fat）"。

（一）利用 IR 序列获取不同 T_1 值图像

1. 设置 T_R=8 000ms、T_E=15ms、T_1=15ms,单击"信号幅值显示"按钮,观察脑脊液和脂肪组织的初始磁化矢量大小,如图 30-3 所示,此时脑脊液和脂肪信号都未过零点（负值）。点击"信号采集"按钮,采集完信号后,点击"傅里叶变换"按钮,观察图像,如图 30-4 所示,脑脊液信号比脂肪信号亮。

2. 设置 T_R=8 000ms、T_E=15ms、T_1=3 000ms,单击"信号幅值显示"按钮,观察脑脊液和脂肪组织的初始磁化矢量大小,如图 30-5 所示,此时脑脊液和脂肪信号都已过零点（正值）。点击"信号采集"按钮,采集完信号后,点击"傅里叶变换"按钮,观察图像,如图 30-6 所示,脑脊液信号比脂肪信号暗。

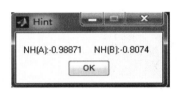

图 30-3　T_1=15ms 时脑脊液和脂肪组织信号幅值

脑脊液信号的幅值为 -0.989,脂肪信号的幅值为 -0.807,脑脊液和脂肪信号均未过零点。

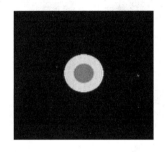

图 30-4　T_1=15ms 时的磁共振图像

T_1=15ms 时,图像上脑脊液（长 T_1 组织）亮,脂肪（短 T_1 组织）暗。

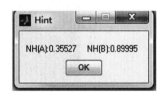

图 30-5　T_1=3 000ms 时脑脊液和脂肪组织信号幅值

脑脊液信号的幅值为 0.355,脂肪信号的幅值为 0.9,脑脊液和脂肪信号均已过零点。

3. 设置 T_R=8 000ms、T_E=15ms、T_1=540ms,单击"信号幅值显示"按钮,观察脑脊液和脂肪组织的初始磁化矢量大小,如图 30-7 所示,此时脑脊液信号未过零点（负值）,脂肪信号已过零点（正值）,二者方向相反,幅值相近。点击"信号采集"按钮,采集完信号后,点击"傅里叶变换"按钮,观察图像,如图 30-8 所示,脑脊液和脂肪亮度相近,其交界处出现黑线。

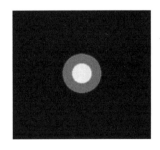

图 30-6　T_1=3 000ms 时的磁共振图像

T_1=3 000ms 时,图像上脑脊液（长 T_1 组织）暗,脂肪（短 T_1 组织）亮。

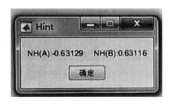

图 30-7　T_1=540ms 时脑脊液和脂肪组织信号幅值

脑脊液信号的幅值为 -0.631,脂肪信号的幅值为 0.631,脑脊液信号未过零点（负值）,脂肪信号已过零点（正值）,二者方向相反,幅值相近。

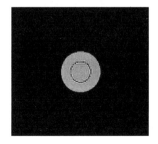

图 30-8　T_1=540ms 时磁共振图像

T_1=540ms 时,图像上脑脊液（长 T_1 组织）和脂肪（短 T_1 组织）亮度相近,两者交界处出现黑线。

（二）组织抑制图像

1. 采用 IR 序列，选择"大脑模板"。

2. 脂肪抑制成像。设置参数 $T_R=8\,000\text{ms}$、$T_E=10\text{ms}$，根据公式 $T_I=\ln2\times T_{1fat}$，取 $T_{1fat}=284\text{ms}$，可以计算出 $T_I=197\text{ms}$，点击"信号采集"按钮，采集完信号后，点击"傅里叶变换"按钮，得到图像，如图 30-9 所示。

3. 水抑制成像。设置参数 $T_R=8\,000\text{ms}$、$T_E=10\text{ms}$，根据公式 $T_I=\ln2\times T_{1water}$，取 $T_{1water}=2\,650\text{ms}$，可以计算出 $T_I=1\,837\text{ms}$，点击"信号采集"按钮，采集完信号后，点击"傅里叶变换"按钮，得到图像，如图 30-10 所示。

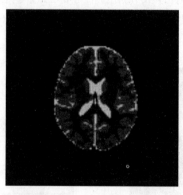 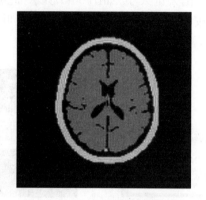

图 30-9　脂肪抑制成像　　　　　**图 30-10　水抑制成像**

T_I 设置为 197ms，脑部脂肪信号被抑制，磁共振图像上脂肪体现为黑色背景，实现"压脂"技术。　　T_I 设置为 1 837ms，脑脊液信号被抑制，磁共振图像上脑脊液为黑色背景，实现"黑水"技术。

五、思考与讨论

1. 其他参数不变，T_I 初值设为 15ms，以步长为 50ms 设置多个（≥5 个）T_I 值，采集脑脊液和脂肪组织的信号并重建图像，观察并总结图像变化规律。

2. 阐述 IR 序列中，其他参数不变的情况下，短 T_I 和长 T_I 时所对应的长 T_1 组织相比短 T_1 组织的亮度高低情况。

3. IR 序列的主要用途是什么？相比 SE 序列，其不足体现在什么方面？

4. 如果需要准确地抑制某种组织，需要事先知道该组织的什么参数？T_I 的设置规律是什么？

（陈国勇）

实验三十一　磁共振常见伪影成因

一、实验目标

(一) 知识目标

1. 了解 MRI 伪影的概念。
2. 熟悉常见伪影的图像表现与解决方法。
3. 掌握常见伪影的成因。

(二) 能力目标

1. 能通过调整相应序列参数,控制(减轻、去除或加重)相关伪影。
2. 能通过调整 K 空间数据坏点位置,实现控制条纹伪影的走向和疏密变化。
3. 能从错误的结果反推原因的过程中,发展基于逆向思维的学习能力。

(三) 素质目标

1. 增强实践(伪影表现)与理论(成像原理)相结合的学习认知。
2. 促进形成严谨求实、追求真理、崇尚科学、积极实践的品质。

二、实验器材

计算机、磁共振成像原理仿真实验软件。

三、实验原理

(一) 伪影的概念和产生因素

磁共振伪影是指在磁共振扫描或信息处理过程中,由于某一种或几种原因,图像中出现了一些人体解剖结构并不存在的纹理,也称假影。伪影通常会使图像质量严重下降。

医学影像是医生诊断的重要依据之一,图像中的伪影可能导致误诊。为避免这样的误诊,不仅需要能够识别伪影;同时,需要了解伪影产生的机制,从而找到消除或减弱伪影的途径,以提高图像质量。每个经验丰富的 MRI 技师都是在和伪影做斗争的过程中成长起来的。解决伪影的难点在于伪影形成规律难摸清,且相同原因,造成的伪影不同,或者看上去相同的伪影,形成原因可能不同。

磁共振伪影产生的因素主要包括:环境因素、样品因素、设备指标和参数设置因素(与操作者相关)。

(二) 常见的伪影种类

1. 截断伪影　截断伪影通常出现在图像灰度陡变的组织交界处,出现的原因在于 K 空间左右两端或上下两端(即 K 空间四周)信号采集缺失,从而导致在磁共振图像灰度陡变的组织交界处因高频成分缺失,出现一组同心或平行扩散的涟漪状波纹。

K 空间频率编码或相位编码方向的信号采集缺失,对应截断伪影出现在图像的频率编码或相位编码方向。减弱频率编码方向的截断伪影可通过提高采样带宽(SW)或者增加采样时间;减弱相位编码方向的截断伪影可通过缩短相位编码时间(D_y)或增加相位编码步数(NE),因为根据梯度幅值步进与时间步进等效的原则,可认为$SW_y=NE/D_y$。

2. 卷褶伪影   卷褶伪影出现的原因是实际样品超出了设置的视野(field of view,FOV)范围。FOV一般由梯度场大小和采样带宽等因素来确定。$FOV_x=SW/(\gamma G_x)=1/\gamma G_x \Delta t$,$FOV_y=1/\gamma \Delta G_y D_y=NE/2\gamma G_y D_y$。因此可知,增加$SW$或减小$G_x$,可以消除频率编码方向的卷褶伪影。增加$NE$,或者减小$G_y$或$D_y$,可以消除相位编码方向的卷褶伪影。

3. 图像位置偏离   样品图像有时会在横向和纵向偏离FOV的中心位置,原因之一是样品摆放的位置本来偏离了磁场中心。但是当样品位置处于磁场中心时,也可能出现图像横向位置偏离,其原因是射频场中心频率没有完全对准拉莫尔频率。因为FOV的中心是由射频场中心频率确定的,FOV的宽度由射频带宽确定。当样品中心对准磁场中心进行摆放,样品中心的频率则由拉莫尔频率确定。因此当射频中心频率设置低于拉莫尔频率时(offset frequency>0),图像向高频方向移动(右移),反之向低频方向移动(左移)。

4. 镜像伪影   镜像伪影的出现是因为正交检波时,参考信号非严格正交(相位差不是严格的90°),使磁共振信号检波输出的实部和虚部之间也存在非正交的相位差,实部和虚部组合并经过傅里叶变换,除了出现了一个正频率,还出现了一个幅值较小的负频率。这两个频率以0频率呈轴对称关系,因此在图像中体现为一个以中心线为轴对称的虚像,故称镜像伪影。相关原理如图31-1所示:设(a)为正交检波的一路信号,(b)为与(a)严格正交的另一路信号,两者相加后得到单个频率的信号如(c)所示;而(d)与(a)非严格正交,两者相加后如(e)所示,除了正频率,在对称位置还得到一个幅值较小的负频率。不过,当样品尤其是对称形状的样品置于FOV中心时,镜像伪影体现不出来。我们若将样品偏离中心一点,镜像伪影体现得就很明显。

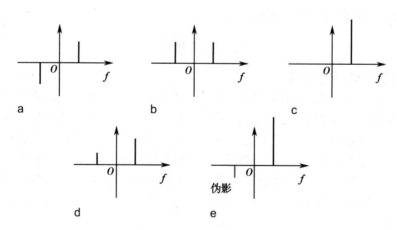

图31-1   镜像伪影产生原理
a. 标准 sin 函数的傅里叶变化(FT);b. 标准 cos 函数的 FT,和 sin 函数严格正交;c. 图(a)与图(b)的叠加;d. 非标准 cos 函数的 FT 和 sin 函数非严格正交;e. 图(a)与图(d)的叠加。

5. 化学位移伪影   化学位移伪影的成因是因为水和脂肪中的氢质子存在化学位移差异,即相同位置氢质子的共振频率有差异。相对于水,脂肪中氢质子信号的频率偏小,导致重建的图像中,在图像频率编码方向上脂肪相对于水向频率小的一侧偏移。

6. 条纹伪影(灯芯绒伪影)   条纹伪影出现的原因是在数据采集过程中出现数据错误,例如静电放电,在 K 空间里产生一个或若干个信号幅值异常高的点,又称为数据尖峰。条纹伪影的表现为各个方向(垂直、水平、倾斜)、不同间距、背景均匀的一组明暗相间的条纹,故又称为灯芯绒伪影。尖峰数据出现在 K 空间中的位置不同,伪影的表现为方向、间距的差异。本实验中,通过设置不同位置点的尖峰数据展现条纹伪影的不同表现。

7. 运动伪影 运动伪影是在数据采集过程中由样品运动导致的图像模糊现象。运动伪影在相位编码方向上体现得比较明显,因为相位方向上两点之间数据采集时间间隔较大,组织的较缓慢的移动都可能产生较大的相位差,从而形成伪影。检查样品完全静止时,梯度输出的不稳定(相当于是运动)也会导致相位差,因此会形成和运动伪影一样的效果。当然,周期运动和完全随机的运动导致的运动伪影表现有差异。本实验中,通过设置样品的运动和梯度的不稳定,展现运动伪影的表现。

8. 直流偏置导致的中心线(斑)伪影 中心线伪影是在中心处沿相位编码方向的一条间断点划线。中心线伪影产生的原因之一是正交检波以后的 ADC 采样时,接收机上有一个直流偏置电流,如果该直流是变化的,则体现出中分线伪影;如果该直流是固定不变的,则图像退化成图像正中心的一个亮点(即中心斑)。

9. 梯度输出错误导致的中心线(斑)伪影 中心线伪影产生的另一个原因,可能是频率编码梯度电流和相位编码梯度电流都没有施加上去,即 $G_x=0$,$G_y=0$,则所有的信号集中在频率为 0、相位为 0 的中心点。如果只是频率编码梯度没有施加,信号在相位编码方向得以展开,频率编码方向集中在 0 频率,图像表现为沿相位编码方向的中心一条竖线。如果只是相位编码梯度电流没有输出,图像体现为过中心的一条横线。不过这条线和中分线的区别在于:中分线是贯穿整个视野的,而且是断续的。梯度电流没有输出导致的中心线伪影,与样品的尺寸相关,而且是灰度连续的。

10. 射频串扰伪影 磁共振系统外部的一些与拉莫尔频率比较接近的射频频率可能会串扰进信号接收链路,从而形成平行于相位编码方向的干扰条带。条带的数量与串入的频率信号种类有关。

11. 横向拉链伪影 横向拉链伪影表现为纵向中心沿频率编码方向的一条明暗相间的拉链条纹。其成因是因为 180° 射频脉冲设置不准确,导致第一个 90° 射频后的 FID 信号尾部(又称激励回波)进入了回波信号采集区,故又称为激励回波伪影。180° 射频误差越大,激励回波幅值越大,拉链伪影越明显。

四、内容与步骤

(一)截断伪影

1. 启动计算机,运行 MRISIM 软件,在主界面中选择 "MR Imaging and Artifacts" 模块,点击菜单栏 "Sequence—SE Imaging—SE Sequence" 选择自旋回波序列。然后选择 "左 CSF(脑脊液),右 Fat(脂肪)" 样品,如图 31-2 所示。

2. 采集图像,设置矩阵插值方式 "Matrix" 为 "无",其他采用默认参数:$G_x=G_y=1.9\text{Gs/cm}$,$D_y=1.28\text{ms}$,$SW=100\text{kHz}$,$TD=128$,$NE=128$;点击 "信号采集" 按钮,当信号采集完成后,自动显示 K 空间幅值图像,点击 "傅里叶变换" 按钮,获取样品图像,如图 31-3a 所示,仔细观察图像,在图像交界

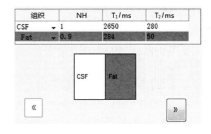

组织	NH	T_1/ms	T_2/ms
CSF	1	2650	280
Fat	0.9	284	50

图 31-2 "左 CSF,右 Fat" 样品

处,可看到竖向和横向条纹。

3. 保持其他参数不变,将 TD 增大到 256 再次获取图像,而后将图片宽度缩放为与图 31-3a 相同,如图 31-3b,可以看到横向截断伪影减弱。

4. 在步骤 2 的基础上,将 SW 加倍,为保持图像不发生畸变,将 G_x 增加一倍,采集信号重建图像如图 31-3c 所示,横向截断伪影减弱。

5. 在步骤 2 的基础上,减小 D_y 一半,为保持图像不发生畸变,将 G_y 增加一倍,采集信号重建图像如图 31-3d 所示,纵向截断伪影减弱。

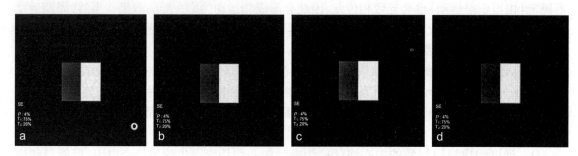

图 31-3 截断伪影效果图

a. 伪影图像;b、c. 横向截断伪影减弱;d. 纵向截断伪影减弱。

(二)卷褶伪影

1. 更换成大脑模板,设置矩阵插值方式为"无",其他采用默认成像参数,获取图像如图 31-4a 所示。

2. 分别增加 G_x 一倍(设置 $G_x=3.8$)或减小 SW 一半(设置 $SW=50\text{kHz}$),获取并观察图像变化,可以看到横向的卷褶效果如图 31-4b 所示。

3. 分别增加 G_y 一倍(设置 $G_y=3.8$)或延长 D_y 一倍(设置 $D_y=2.56$),获取并观察图像变化,可以看到纵向的卷褶效果如图 31-4c 所示。

4. 设置 $G_x=G_y=3.8\text{Gs/cm}$,$D_y=2.56$(为提高图像分辨力,可设置 $NE=TD=256$)时,图像如图 31-4d 所示,在横向和纵向均出现了严重的卷褶效果。

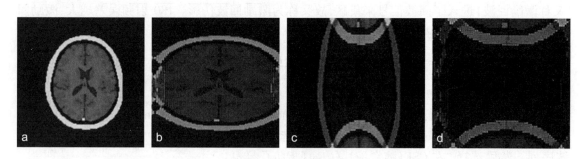

图 31-4 卷褶伪影

a. 正常图像;b. 横向出现卷褶伪影的图像;c. 纵向出现卷褶伪影的图像;d. 横向和纵向均出现卷褶伪影的图像。

(三)样品图像偏离中心

1. 采用默认成像参数,选择"外 CSF,内 Fat"样品模板,获取图像如图 31-5a 所示。

2. 在伪影参数中,设置频率偏差值"offset center frequency"为 20kHz,获取图像,观察图像变化,如图 31-5b 所示,样品图像在横向出现了偏离。

3. 在伪影参数中,将频率偏差值 "offset center frequency" 设置 0,设定 x 位置偏离和 y 位置偏离均为 3cm,获取并观察 K 空间数据图像和磁共振图像变化。如图 31-5c 所示,K 空间数据图像高幅值信号仍然集中在中心位置;图 31-5d 为其重建后的图像,样品在横向和纵向均偏离了 FOV 的中心。

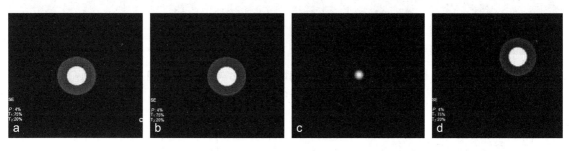

图 31-5　样品图像偏离 FOV 中心

a. 样品在 FOV 中心;b. 射频中心频率偏差导致样品图像偏移;c. 样品 x,y 位置偏离时 K 空间数据;d. 样品 x,y 位置均偏离 3cm 时图像。

(四) 镜像伪影

1. 采用默认成像参数,选择颅脑模板,获取图像并记录图像,如图 31-6a 所示。

2. 设置伪影参数的正交相差 "phase offset in QD" 为 5°,只设置 x 位置偏离 2cm,获取图像并观察图像,如图 31-6b 所示。

3. 设置伪影参数的正交相差 "phase offset in QD" 为 5°,只设置 y 位置偏离 2cm,获取图像并观察图像,如图 31-6c 所示。

4. 设置伪影参数的正交相差 "phase offset in QD" 为 5°,同时设置 x,y 位置偏离 2cm,获取图像并观察图像,如图 31-6d 所示。

5. 可自行设置不同的相差和位置偏差,获取并观察镜像伪影表现。

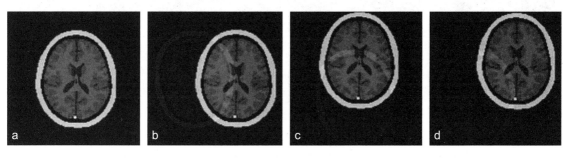

图 31-6　镜像伪影效果

a. 正常图像;b. y 轴对称的镜像伪影;c. x 轴对称的镜像伪影;d. $x=y$ 轴对称的镜像伪影。

(五) 化学位移伪影

1. 采用默认参数获取图像,采用 "外 CSF,内 Fat" 模板,假定没有化学位移差异,图像如图 31-7a 所示。

2. 更改化学位移场强 "chemical shift",分别设置为 0.5T、1.0T、3.0T 时,由于相对于水、脂肪的化学位移固定为 3.5ppm,场强越大,绝对频率差越大,所以获取的图像分别如图 31-7b~d 所示。

3. 分别设置不同的 SW,如 200kHz、50kHz,观察化学位移伪影的变化。

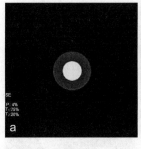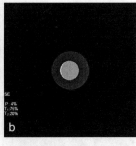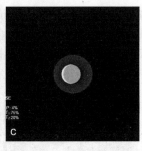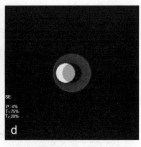

图 31-7　脂肪和水在不同场强下的化学位移伪影表现

a. 无化学位移伪影;b. 场强 0.5T 对应的化学位移伪影;c. 场强 1.0T 对应的化学位移伪影;d. 场强 3.0T 对应的化学位移伪影。

(六) 条纹伪影(灯芯绒伪影)

1. 采用默认成像参数,选择颅脑模板,获取图像并记录图像。

2. 在误差参数里,设置尖峰数据点"data sparkle"(x,y)位置为(60,60),获取图像,如图 31-8a 所示,伪影体现为一组较宽的明暗相间条纹叠加在原图像上。

3. 设置尖峰数据点"data sparkle"位置为(36,96),获取图像,如图 31-8b 所示,伪影体现为一系列平行的明暗相间条纹叠加在原图像上。

4. 设置尖峰数据点"data sparkle"位置为(24,108),获取图像,如图 31-8c 所示,伪影体现为一系列平行的明暗相间条纹叠加在原图像上。

5. 设置尖峰数据点"data sparkle"位置为(118,118),获取图像,如图 31-8d 所示,伪影体现为一系列平行的明暗相间条纹叠加在原图像上。

6. 任意设置尖峰数据的位置,获取并观察图像伪影的表现。

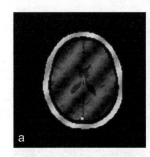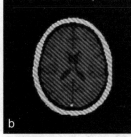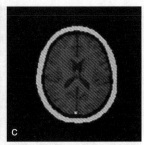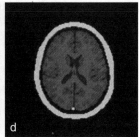

图 31-8　不同位置的尖峰数据产生的条纹伪影

a. 数据点为(60,60);b. 数据点为(36,96);c. 数据点为(24,108);d. 数据点为(118,118)。

(七) 运动伪影

1. 采用默认成像参数,选择颅脑模板,获取图像并记录图像。

2. 分别设置伪影误差参数的梯度不稳定度(G stability)的 x 和 y 值分别为 5%,获取图像并观察图像效果,如图 31-9a、b 所示。

3. 设置伪影误差参数里的样品运动程度"motion(x,y)",在相位方向上,设置 $y=5$,获取图像并观察图像效果,如图 31-9c 所示。

(八) 中心线(斑)伪影

1. 采用默认成像参数,选择颅脑模板,获取图像并记录图像,如图 31-10a 所示。

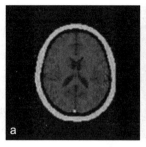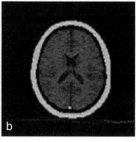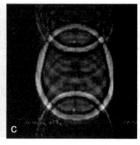

图 31-9　不同运动导致的仿真运动伪影效果
a. 正常图像；b. 梯度不稳定伪影；c. 运动伪影。

2. 在伪影误差参数里，设置直流偏置为 5mV，获取并观察、记录图像。如图 31-10b 所示，伪影体现为出纵向的一条中心断续线。

3. 在伪影误差参数里，设置直流偏置为 5mV，同时勾选稳定选择框，获取图像并观察、记录图像。如图 31-10c 所示，伪影退化成中心一个亮点。

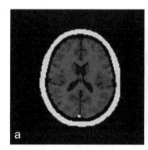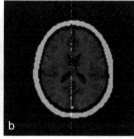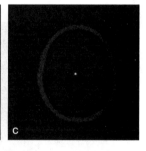

图 31-10　中心线（斑）伪影
a. 正常图像；b. 中心线伪影；c. 中心亮点伪影。

（九）样品区的中心线（点）伪影

1. 采用默认成像参数，选择脂肪、水矩形样品模板，获取图像并记录图像，如图 31-11a 所示。

2. 在成像参数里，设置 $G_x=0$，获取图像并观察、记录图像。如图 31-11b 所示，伪影体现出纵向的一条中心亮线，亮线的长度与 a 图中的高度相同；该图像相当于把 a 图信号沿横向压缩到了中心一条线上。

3. 在成像参数里，设置 $G_y=0$，获取图像并观察、记录图像。如图 31-11c 所示，伪影体现出横向的一条中心亮线，亮线的长度与 a 图中的宽度相同，且左半部比右半部要暗；该图像相当于把 a 图信号沿纵向压缩到了中心一条线上。

4. 设置 $G_x=0$、$G_y=0$，获取图像并观察、记录图像。如图 31-11d 所示，伪影体现为 FOV 中心的一个亮点，该亮点相当于把 a 图信号沿纵向和横向同时压缩到了中心点上。

（十）射频串扰伪影

1. 采用默认成像参数，选择颅脑模板，获取图像并记录图像。

2. 在成像参数里，设置射频串扰频率 "RF interfering" 为 20kHz，采集重建图像。观察并记录图像，如图 31-12 所示，伪影体现为拉链状的噪声条带。

3. 可更改串扰频率为其他值，观察图像伪影变化。

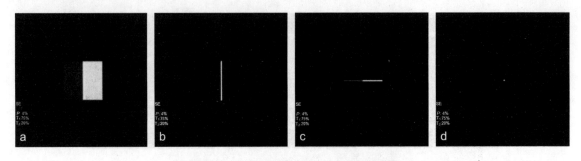

图 31-11 梯度错误导致的中心线（点）伪影

a. 正常图像；b. 纵向中心线伪影；c. 横向中心线伪影；d. 中心点伪影。

（十一）横向拉链伪影

1. 采用默认成像参数，选择颅脑模板，获取图像并记录图像。

2. 设置激励回波信号幅值"180 RF error"为 0.30，然后采集数据。数据采集过程中，观察信号的起始端叠加出现的 FID 信号。重建图像如图 31-13 所示，伪影体现为横向拉链状的噪声条带。

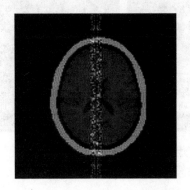
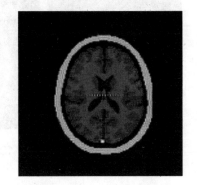

图 31-12 射频串扰导致的条形的噪声带　　**图 31-13 横向拉链伪影**

五、思考与讨论

1. 截断伪影的本质原因是什么？

2. 消除卷褶伪影的方法可以有哪些？

3. 从尖峰数据错误的伪影体现中可以看出，单个数据点的错误可以导致整个图像出现伪影，也再次验证了 K 空间数据和图像像素之间的对应关系，请简述这种对应关系。

4. 从运动伪影的表现来看，梯度的不稳定与样品的运动导致信号变化的效果是相同的还是不同的？简述其原因。

（王进喜　赵慧慧）

实验三十二　基于数字人的任意断面磁共振成像

一、实验目的

(一) 知识目标

1. 基于仿真软件的三维断面成像操作。
2. 磁共振成像基本序列的各参数意义。
3. 基于仿真软件的不同序列的图像对比度的调整方法。

(二) 能力目标

1. 能通过调整 T_R、T_E 和 T_I 等相关序列参数,实现相关图像对比度和权重的控制。
2. 能通过调整断面倾角参数,实现对组织样品不同方位成像的控制。
3. 能通过调整其他参数,实现层厚、层间距、位置偏移、层数以及成像视野设置等不同的成像要求。

(三) 素质目标

1. 增强理论与实践相结合的学习认知。
2. 提升定性分析和定量描述的学习研究能力。

二、实验器材

计算机、磁共振成像原理仿真实验软件。

三、实验原理

仿真 MRI 图谱软件基于 MRI 经典电磁学理论,用数学和计算机手段实现 MRI 核心 Bloch 方程的描述,完成虚拟人体成像功能。具体来说,该软件采用物理数字人脑模板,用临床设备上获取的 T_1、T_2 以及质子密度数据作为信号源,进行虚拟 MRI 信号采集及图像重建。

利用该模块可模拟实现临床多层任意倾斜断面的图像扫描操作,可模拟典型的 3 种临床真机常用的磁场强度。此图像可以作为临床诊断的比对参考,也可以为临床 MRI 技师提供快速获取常用序列的权重像,培训技师熟悉序列参数对图像对比度的优化,指导加扫其他序列。

四、内容与步骤

(一) 受检者信息注册和预扫描操作

1. 双击引导界面图标,启动软件后,会出现连接硬件模型提示框。如果软件通过 USB 连接有实体 MRI 模型,可单击"连接"后配合模型操作。如果没有连接 MRI 模型,可点击"Quit"退出,只进行软件操作,取消和 MRI 模型的联动。

2. 进入软件后,点击按钮功能区的"Regist"按钮,弹出受检者信息注册框,根据实际情况填写信息。

3. 单击按钮功能区的"Prescan"按钮,弹出预扫描过程的提示框并自动进行四项预扫描内容:自动校正中心频率、匀场、脉冲角度校正、线圈调谐匹配,如图 32-1 所示。观察并总结每个预扫描步骤的信号表现,总结预扫描的作用。

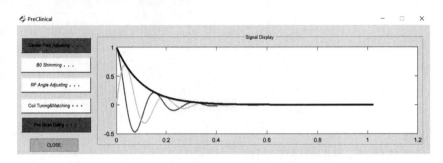

图 32-1　虚拟图谱预扫描界面(见数字彩图)

(二)单幅横断位成像

进入"Human Scan"功能模块,不需要任何设置,直接点击"扫描"按钮。K 空间数据填充完后,单击"重建"按钮,即可得到单幅图像。该图像位于数字人脑的横断面正中位置的断层,如图 32-2 所示。

(三)层位偏移成像

设置"Slice Offset"参数值,可以采集范围内任意断面图像,该参数范围为[-50mm,50mm],最小步进 1mm。将该参数分别设为 30mm 和 -30mm,单击"扫描"按钮,K 空间数据填充完后,点击"重建"按钮,得到的图像如图 32-3 所示。

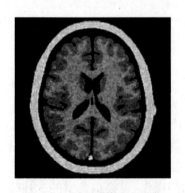
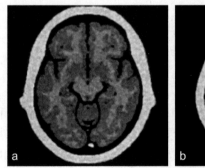

图 32-2　单幅横断位图像

图 32-3　横断面图像

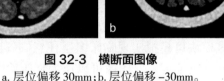

a. 层位偏移 30mm;b. 层位偏移 -30mm。

(四)多层成像及显示

设置层数(slice)为 2~15 中的任意一个数,表示一次断层扫描的数量,如设置为 9 层,扫描并重建图像后,显示第一层图像,通过"上一幅"和"下一幅"按钮浏览全部 9 幅图像,如图 32-4 所示。图像显示区两侧的竖向滑动条,可分别调节图像的窗宽和窗位。

也可以在一个画面显示多幅图像,在图像显示的行列数工具栏中的页面显示框进行选择。如图 32-5 所示为 2×3,显示为 2 行 3 列,共 6 张图像。如果图像幅数超过 6 幅,可通过右下角的"下一幅"按钮进行其他图像的显示浏览。

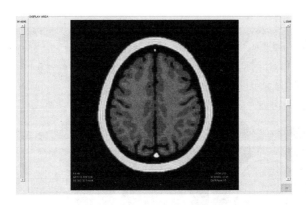

图 32-4　多层横断面图像的单幅浏览显示

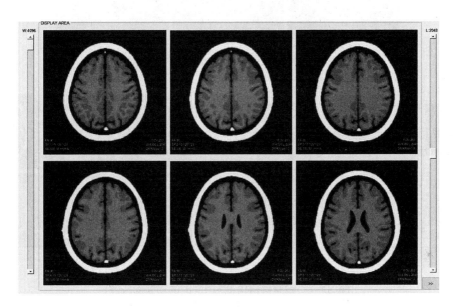

图 32-5　每个画面显示 6 幅图像

(五) 多层变层间距成像

更改层间距(slice gap),设置范围在 1~20mm,步进 1mm,同时观察多层的层位选择线的变化情况,扫描并重建图像。图 32-6 是层间距为 10mm 的 6 幅图像在一帧画面里。

(六) 多层横断位倾斜成像

选择横断位的倾斜角度,可以直接在倾斜角度设置文本框里设置,也可以通过滑动条来设置。可以设置的倾斜角度范围在 [−30°,30°],精度在 0.6°。图 32-7a 为倾斜角度设置为 15°时的断面显示情况,点击扫描重建,得到的图像如图 32-7b 所示。

(七) 多层矢状位成像

单击矢状位选项,其他参数相同,也设置倾斜角度获得相应层面的图像。如图 32-8 所示为倾斜 15°时的矢状位图像。

(八) 多层冠状位成像

单击冠状位选项,其他参数相同,断面选择,扫描重建图像如图 32-9 所示,也可以设置倾斜角度获得相应层面的图像。

127

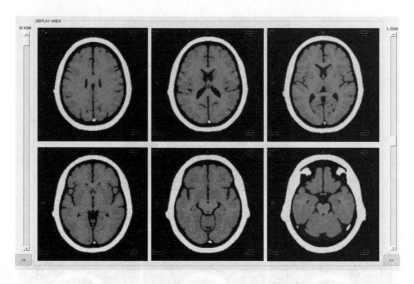

图 32-6　层间距设置为 10mm 后的 6 幅断面成像

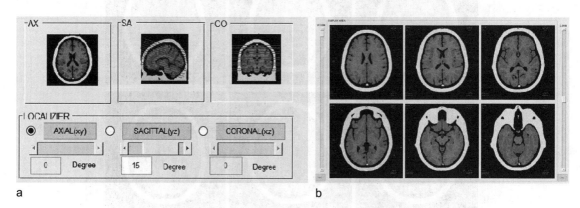

a

b

图 32-7　设置倾斜角度为 15°时的横断面成像
a. 断面定位线显示；b. 横断面图像（见数字彩图）。

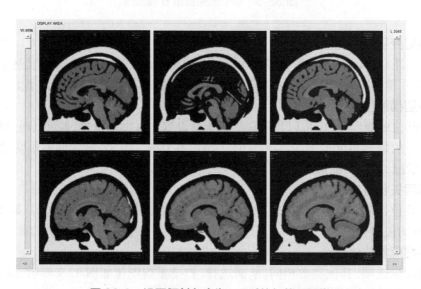

图 32-8　设置倾斜角度为 15°时的矢状面图像

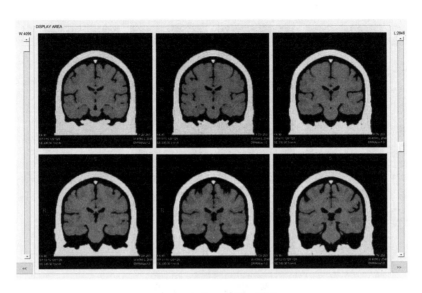

图 32-9　多层冠状面图像

（九）SE 序列成像（T₁ 加权、T₂ 加权、质子密度加权）

采用 2D SE 序列，分别设置 T_R 和 T_E 的值，可以获得不同的权重像。

1. T₁ 加权像　$T_R=300ms$，$T_E=30ms$，如图 32-10 所示。

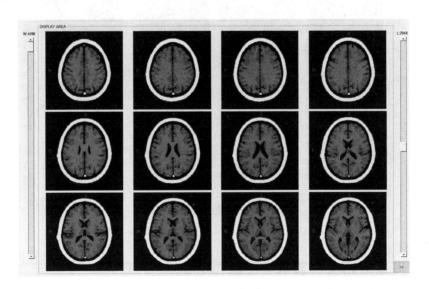

图 32-10　T₁ 加权像

2. T₂ 加权像　$T_R=4\,000ms$，$T_E=150ms$，如图 32-11 所示。

3. 质子密度加权像　$T_R=2\,600ms$，$T_E=30ms$，如图 32-12 所示。

4. T_E 对图像对比度的影响　设置 $T_R=4\,000ms$，分别将 T_E 设为 5ms、10ms、15ms、20ms、25ms、30ms、35ms、40ms、45ms、50ms、60ms、70ms、80ms、90ms、100ms、120ms、140ms、160ms、180ms、200ms，每次均采集同一层图像后保存，应用动画制作软件，将所有的图像连起来制作出动态图，观察并总结图像对比度的变化规律，同时注意图像信噪比的变化规律。

结论：得到的图像表现为从质子密度权重像逐渐过渡到 T₂ 权重像，图像的信噪比逐渐降

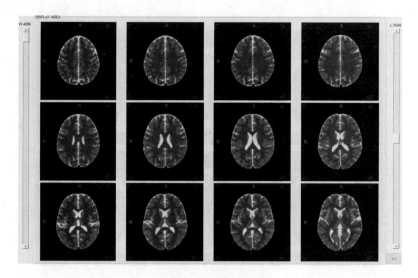

图 32-11　T_2 加权像

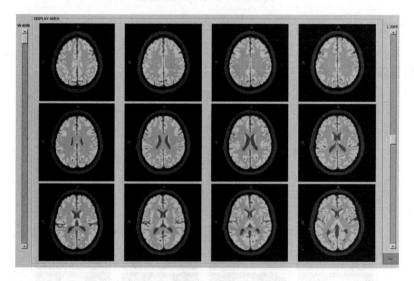

图 32-12　质子密度加权像

低,水的信号逐渐突显出来。

5. T_R 对图像对比度的影响　设置 T_E=15ms,分别将 T_R 设为 100ms、200ms、300ms、400ms、500ms、600ms、700ms、800ms、900ms、1 000ms、1 200ms、1 400ms、1 600ms、1 800ms、2 000ms、2 500ms、3 000ms、3 500ms、4 000ms、4 500ms、5 000ms,每次均采集同一层图像后保存,应用动画制作软件,将所有的图像连起来制作出动态图,观察并总结图像对比度的变化规律,同时注意图像信噪比的变化规律。

结论:得到的图像表现为从 T_1 权重像逐渐过渡到质子密度权重像,图像的信噪比逐渐增加,T_1 对比度逐渐减少。

6. 水成像　T_R=8 000ms,T_E=300ms,如图 32-13 所示。

(十) IR 序列(FLAIR、STIR)成像

在序列下拉列表框里选择 STIR 或者 FLAIR 序列(都属于 IR 序列),设置不同的 T_1 参数值,

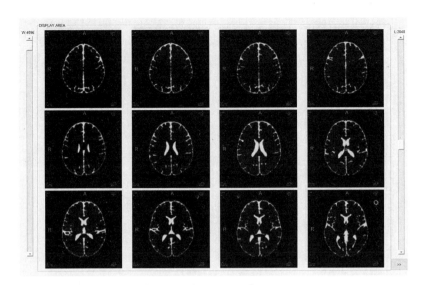

图 32-13　水成像

可以分别得到水抑制（FLAIR 序列）和脂肪抑制（STIR 序列）图像效果，根据公式 $T_I=\ln2\times T_{1fat}$，考虑到在 1.5T 场强下，取 $T_{1fat}=215ms$，可以计算出脂肪抑制所需的 $T_I=149ms$；同理，根据公式 $T_I=\ln2\times T_{1water}$，取 $T_{1water}=2\,650ms$，可以计算出脑脊液抑制所需的 $T_I=1\,836ms$。

1. 脑脊液抑制像　$T_I=1\,836ms$，如图 32-14 所示。

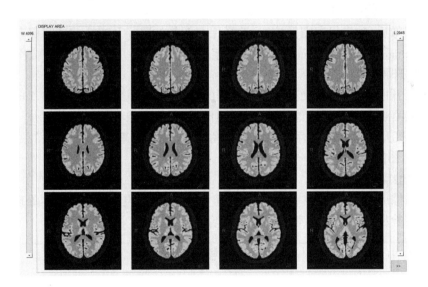

图 32-14　FLAIR 序列得到的脑脊液抑制图像

2. 脂肪抑制像　$T_I=149ms$，如图 32-15 所示。

3. T_I 对图像对比度的影响　固定 $T_R=4\,000ms$，$T_E=130ms$，分别将 T_I 设为 10ms、30ms、50ms、70ms、100ms、120ms、140ms、160ms、180ms、200ms、250ms、300ms、400ms、500ms、600ms、700ms、800ms、900ms、1\,000ms、1\,200ms、1\,400ms、1\,600ms、1\,800ms、2\,000ms，每次均采集同一层图像后保存，应用动画制作软件，将所有的图像连起来制作出动态图，观察并总结图像对比度的变化规律，同时注意图像信噪比的变化规律。

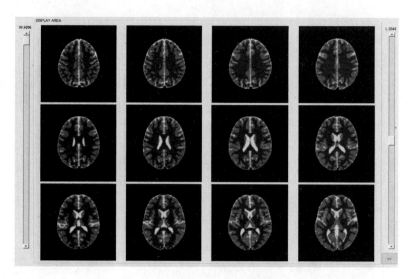

图 32-15　STIR 序列得到的皮下脂肪抑制图像

（十一）其他序列成像

可以分别采用 FSE 序列、GRE 序列、EPI 序列进行类似上述步骤的操作。

（十二）保存原始数据和图像

1. 选择相关序列，扫描后，单击"保存原始数据"按钮，选择保存数据的路径并填写保存数据名后，即可将原始 K 空间数据以".mat"格式保存。

2. 重建图像后，单击保存图像按钮，选择保存图像的路径及格式并填写保存数据名后，即可将图像以".png"".jpg"和".dcm"的格式保存。

（十三）打开原始数据和图像

1. 单击打开原始数据，找到存储原始数据的路径，即可找到原来存储的".mat"文件名，打开后，第一个原始数据将显示在绘图区；重建图像后，全部图像将得以重建显示。

2. 单击"打开图像"，找到存储图像的路径，即可找到原来存储的".png"".jpg"和".dcm"文件，即可显示图像。

（十四）其他操作

1. 可对图像进行旋转、缩放、测距、负片、窗宽窗位调节、电影浏览等基本处理操作。

2. 按照实验步骤，将每次实验结果截图保存。

五、思考与讨论

1. 简述磁共振成像基本序列的各参数意义。

2. 列举几个常见序列的图像对比度的调整方法。

（赵添羽　王进喜）

实验三十三 基于 IR/SR 序列的 T₁ 弛豫时间测量

一、实验目标

(一) 知识目标

1. 掌握基于 IR/SR 序列的 T_1 值测量的原理。
2. 熟悉 IR 序列及 SR 序列的形式和特点。
3. 了解 IR 序列及 SR 序列采集到信号的变化特点。

(二) 能力目标

1. 能通过调整 IR/SR 序列的相关参数,实现单组分样品 T_1 值的测量。
2. 能通过调整 IR/SR 序列的相关参数,实现双组分样品 T_1 值的测量。

(三) 素质目标

1. 能通过 IR 序列及 SR 序列的时序结构,预知采集到信号的变化特点。
2. 增强理论知识与实践相结合的能力。

二、实验器材

计算机、磁共振成像原理仿真实验软件。

三、实验原理

(一) IR 序列测 T₁ 实验原理

IR 反转恢复序列是常用的进行 T_1 值测量的序列,它由 n 个(即软件中参数"Num TW")(180°-τ- 90°-检测期-延迟期)脉冲对组成。在一个周期的时序图中,RF 表示发射的射频脉冲。

在每个脉冲对中,180°脉冲使沿主磁场方向($+z$)的初始磁化矢量 M_0 扳转至 $-z$ 轴,τ 期间,纵向磁化矢量受纵向弛豫的作用而逐步恢复;90°脉冲则使 z 方向的磁化矢量扳转到 xOy 平面,供射频线圈检测;经过检测期,测出 FID;再经过延迟期,使磁化矢量能够完全恢复正常,以便下一个周期的测量。时序图如图 33-1 所示。

对纵向磁化矢量做一系列不同的 τ 值的观测,得到一组 $M_z(\tau)$,180°脉冲结束后经过 τ 时间,纵向磁化矢量的大小为:

$$M_z(\tau) = M_0\left(1 - 2e^{-\frac{\tau}{T_1}}\right) \qquad (33\text{-}1)$$

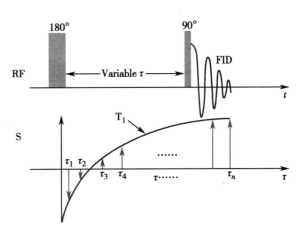

图 33-1 IR 序列时序图(见数字彩图)

由上式可知,取 $\tau=4\sim6T_1$ 时,$M_z(\tau)$ 已经恢复至 M_0 的 99% 以上。足够长的 τ 用于确定 M_0。

IR 序列中可调参数 τ 被称为等待时间(time waiting,TW),通过使用多个不同的 TW 进行采样,可以实现对 T_1 的编码。由式 33-1 可知,样品确定之后,τ 和样品固有的 T_1 共同决定磁化矢量的恢复快慢,以不同的等待时间 τ 为横坐标,以对应的信号强度为纵坐标,形成的曲线如图 33-1 中的 S 所示。IR 序列能够完成 T_1 测量就是通过多个 $[\tau, M_z(\tau)]$ 数据,根据式 33-1 为模型拟合得到 T_1 值。

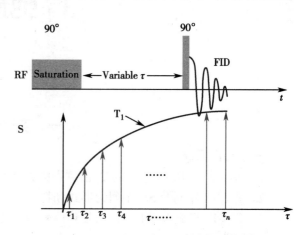

图 33-2　SR 序列时序图(见数字彩图)

(二) SR 序列测 T_1 实验原理

如果将 IR 序列中的 180° 脉冲替换为饱和 90° 脉冲,将会发生类似的现象,只是磁化矢量从 0 开始恢复。这种序列被称为饱和恢复(saturation recovery,SR)序列,它是另一个常用的进行 T_1 测量的序列。与 IR 序列相比,其测量速度快,但分辨力不如 IR 序列。时序图如图 33-2 所示。

SR 序列中第一个饱和 90° 脉冲的作用相当于多个强 90° 脉冲,使得沿主磁场方向($+z$)的纵向磁化矢量 M_z 不断地扳转至 xOy 平面,直至纵向磁化矢量和横向磁化矢量均为 0,即达到饱和,不能产生信号,此后 τ 期间,纵向磁化矢量 $M_z(\tau)$ 受纵向弛豫的作用而逐步恢复,纵向磁化矢量 $M_z(\tau)$ 遵循下式:

$$M_z(\tau) = M_0\left(1 - e^{-\frac{\tau}{T_1}}\right) \tag{33-2}$$

在饱和 90° 脉冲之后,需要测量的仍然是纵向磁化矢量,因此还需要施加一个 90° 脉冲,使 z 方向的磁化矢量扳转到 xOy 平面,供射频线圈检测。

四、内容与步骤

(一) 基于 IR 序列的 T_1 测量

1. 单组分样品

(1)打开 "NMRelaxSim" 模块后,进入序列选择菜单栏,点击 IR 序列,在样品设置区设定 sample A 组分比例为 100%(T_1=260ms),sample B 组分比例为 0。

(2)采集参数及反演参数均为默认值,需要注意软件上更改任何一个参数都需要按回车键确认。

(3)在工具栏点击 "采集运行" 按钮,采集参数区中 num TW=16,表示对纵向磁化矢量做了 16 次不同的 τ 值的观测,信号采集区显示了每个 τ 下观测到的 FID 信号,等待时间 τ 如果比较短,M_z 还未能恢复到正半轴就被翻转到 xOy 平面,检测到的 FID 信号初始幅度为负值,且其绝对值不断衰减。

(4)信号采集完毕后,提取每个 τ 下观测到的各个 FID 首点信号幅值 $M_z(\tau)$,数据提取区显示了拟合到的曲线,用于 T_1 反演。

(5)在数据提取完成之后,在工具栏点击 "反演" 按钮,弛豫谱显示区显示了一维 T_1 谱,横坐标表示纵向弛豫时间 T_1,采用对数布点;纵坐标表示某种弛豫组分对应的幅度。实验结果如图 33-3 所示,可以看出,测得的 sample A 的 T_1 值接近理论值 260ms。

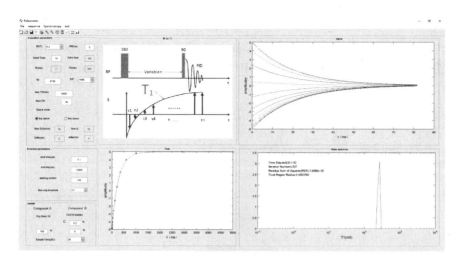

图 33-3　IR 序列测单组分样品 T₁（见数字彩图）

2. 双组分样品

（1）在样品设置区设定 sample A 组分比例为 90%（T_1=260ms），sample B 浓度为 0.2%，组分比例为 10%（T_1=150ms）。

（2）采集参数及反演参数均为默认值。

（3）在工具栏点击"采集运行"按钮，信号采集区显示了每个 τ 下观测到的 FID 信号。

（4）信号采集完毕后，提取每个 τ 下观测到的各个 FID 首点信号幅值 $M_z(\tau)$，数据提取区显示了拟合到的曲线，用于 T_1 反演。

（5）在数据提取完成之后，在工具栏点击"反演"按钮，弛豫谱显示区显示了一维 T_1 谱，实验结果如图 33-4 所示。可以看出，测得的 sample A 的 T_1 值约为 260ms，sample B 的 T_1 值约为 150ms，A 弛豫组分与 B 组分的幅度比约为 9∶1。

（6）可设置不同的样品组合比例，观察信号幅值和最后反演谱的变化。

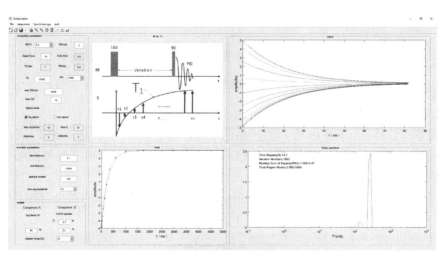

图 33-4　IR 序列测双组分样品 T₁（见数字彩图）

（二）基于 SR 序列的 T₁ 测量

1. 单组分样品　进入序列选择菜单栏，点击 SR 序列，在样品设置区设定 sample A 组分比例为 100%（T_1=260ms），sample B 组分比例为 0；其余步骤参照前面的 IR 序列。实验结果如图 33-5 所示，从实验结果可以看出，测得的 sample A 的 T_1 值接近理论值 260ms。

2. 双组分样品 实验步骤参照前面的 IR 序列。实验结果如图 33-6 所示。

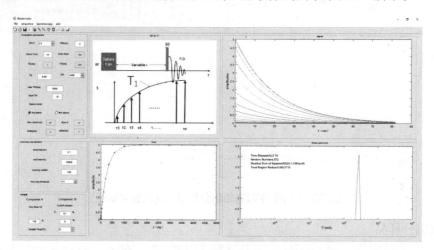

图 33-5　SR 序列测单组分样品 T_1（见数字彩图）

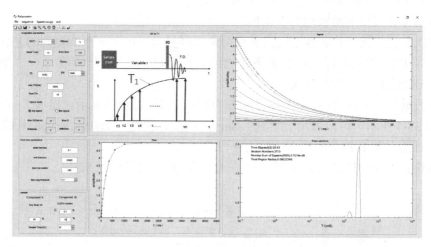

图 33-6　SR 序列测双组分样品 T_1（见数字彩图）

（三）自行操作

1. 采用单一油样品，利用 IR 序列测样品的 T_1 值，利用 SR 序列测样品的 T_1 值。

2. 采用单一浓度为 0.5% 的 $CuSO_4 \cdot 5H_2O$ 弛豫剂溶液时，利用 IR 序列测样品的 T_1 值，利用 SR 序列测样品的 T_1 值。

3. 采用 70% 的浓度为 0.1% 的 $CuSO_4 \cdot 5H_2O$ 弛豫剂溶液和 30% 的油组合样品时，利用 IR 序列测样品的 T_1 值，利用 SR 序列测样品的 T_1 值。

五、思考与讨论

1. 简述 IR 序列和 SR 序列的作用及区别。

2. IR 序列及 SR 序列采集到的信号的变化特点是什么？

（赵慧慧　王进喜）

实验三十四　基于 CPMG 序列的 T$_2$ 弛豫时间测量

一、实验目的

(一) 知识目标

1. 掌握 CPMG 序列测量 T$_2$ 弛豫时间的方法。
2. 熟悉采集参数对于回波串信号的影响。
3. 了解 CPMG 序列的特点。
4. 了解 CPMG 序列测量 T$_2$ 的原理。

(二) 能力目标

1. 能通过调整 CPMG 序列的相关参数,实现单组分样品 T$_2$ 值的测量。
2. 能通过调整 CPMG 序列的相关参数,实现双组分样品 T$_2$ 值的测量。

(三) 素质目标

1. 能通过 CPMG 序列的时序结构,预知采集到信号的变化特点。
2. 深刻理解参数 *TD* 与 Echo Num、*T*$_E$、*SW* 的关系。

二、实验器材

计算机、磁共振成像原理仿真实验软件。

三、实验原理

(一) CPMG 序列测 T$_2$ 原理

为了测得不受磁场均匀性影响的横向弛豫时间 T$_2$ 值,最常用的是 CPMG(Carr,Purcell, Meiboom,Gill)脉冲序列。时序图如图 34-1 所示。

在一个 90°射频脉冲之后连续地施加一系列间隔相同的 180°射频脉冲构成 CPMG 序列。90°射频脉冲使纵向磁化矢量完全翻转到 *xOy* 平面,90°射频脉冲撤销时,所有质子已经处于同相位进动状态,此时纵向磁化矢量为零,横向磁化矢量最大。之后质子群开始出现散相,经过 τ 时间,在质子群完全散相之前,施加一个 180°射频脉冲,使得质子相位翻转 180°,原本相位变化总量落后、变化速率较慢的质子位于相位较大的位

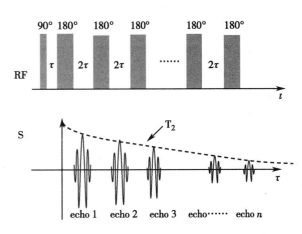

图 34-1　CPMG 序列时序图(见数字彩图)

置。180°射频脉冲撤销之后质子则以相同的速率朝着之前的方向继续运动,再经过相同的 τ 时间,由于聚相作用会出现信号的峰值,即原本应该发生的散相过程变成了聚相过程。聚相完全后,磁化矢量继续进动,再次出现散相,信号采集的时间为磁化矢量聚相的前和后各一段时间,线圈内可以感应到磁化矢量聚相后再散相的过程,类似于回声,因此称为回波(echo)信号。180°射频脉冲之后间隔 2τ 时间继续施加多个180°射频脉冲,可以获得多个回波。相邻的两个180°射频脉冲时间间隔称为回波时间(echo time, T_E),即图34-1中的 2τ,90°脉冲到下一周期的90°脉冲之间的时间间隔称为重复时间(repetition time, T_R)。

需要注意的是,时序图只给出一个周期的情况,实际实验时需要把多个周期测量结果累积起来提高信噪比。在多次累加时,T_R 非常重要。一个回波信号串采集完毕,必须等待足够的时间,使纵向磁化矢量完全恢复,才能开始第二个回波信号串的采集。T_R 通常取 3~5 倍 T_1 值。图34-1中虚线代表所有回波波峰的连线,即 T_2 衰减曲线,T_2 衰减曲线与回波时间之间存在如下关系:

$$M_{xy}(nT_E) = M_0\left(e^{-\frac{nT_E}{T_2}}\right) \tag{34-1}$$

式34-1中,T_E 称为回波间隔,$T_E=2\tau$,$n=1,2,3,\cdots$;$M_{xy}(nT_E)$ 为回波信号的幅度;M_0 为零时刻的回波幅度,分析 $[nT_E, M_{xy}(nT_E)]$ 可以得到 T_2 分布。

测量过程中,增加回波个数 n 将提高信噪比,并增加对衰减慢的长 T_2 组分的分辨力;减小回波间隔 τ 则将减小扩散对 T_2 测量的影响,并提高对衰减快的短 T_2 组分的分辨力。CPMG 脉冲的缺点是时间长,对一些弛豫速度太快的样品,在获得足够数据之前,信号就已经消失了,因此对于衰减比较快的物质,尤其是固体物质,仍然使用单个90°脉冲来测量。有研究指出,对于固体物质,由于横向弛豫时间如此之短,由磁场的不均匀性产生的弛豫并不重要,即 $T_2 \approx T_2^*$。

(二)序列主要参数

软件中 CPMG 序列的几个参数主要有:

(1)P_{90}(us):90°射频脉冲脉宽。

(2)Dead T(us):死区时间。

(3)Echo Num:回波个数。

(4)T_E(ms):回波时间。

(5)T_R(ms):重复时间。

(6)TD:采样点数。

(7)SW:采样带宽。

TD 表示采样点数,SW 表示采样带宽,T_E 表示回波时间,Echo Num 表示回波个数。数据采集时间 $= TD/SW = T_E \times$ Echo Num;一般数据采集时间设置为 3~5 倍 T_2,即样品 T_2 弛豫已经完全完成,例如横向弛豫时间 300ms 左右的样品,数据采集时间可以选择在 1 500ms 左右,采集到的数据信噪比较高。操作者根据需要的数据采集时间在软件中分别设定 Echo Num、T_E、SW,TD 会根据前3个值自动设定。

四、内容与步骤

(一)单组分样品

1. 油样品的 T_2 测量

(1)打开 NMRelaxSim 软件后,进入序列选择菜单栏,点击 CPMG 序列,在样品设置区设定

sample A 比例为 100%（T$_2$=100ms），sample B 比例为 0。

（2）在采集参数设置区，设置 Echo Num=200，T_E=2ms，SW=100kHz，TD=40 000。

（3）在工具栏点击"采集运行"按钮，Echo Num=200，表示 180° 射频脉冲施加了 200 次，信号采集区显示了采集到的 200 个回波串的实部、虚部、模、回波串的峰值点信号。

（4）信号采集完毕后，提取每个 T_E 下观测到的回波信号的峰点值，数据提取区显示了拟合到的曲线，用于 T$_2$ 反演。

（5）在数据提取完成之后，在工具栏点击"反演"按钮，弛豫谱显示区显示了一维 T$_2$ 谱，实验结果如图 34-2 所示，可以看出，测得的 sample A 的 T$_2$ 值接近理论值 100ms。

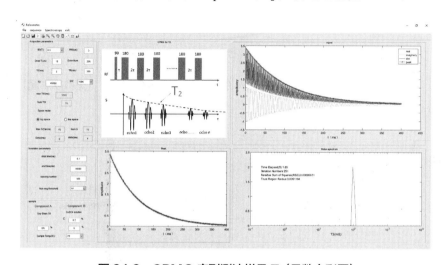

图 34-2　CPMG 序列测油样品 T$_2$（见数字彩图）

2. CuSO$_4$·5H$_2$O 弛豫剂样品的 T$_2$ 测量　CuSO$_4$·5H$_2$O 弛豫剂溶液的弛豫时间与浓度成反比，满足 nT$_2$=25ms，其中 n 为溶液浓度百分比，此处选取 3 种不同浓度的样品进行测量，步骤如下。

（1）在样品设置区设定 sample B 浓度分别为 0.025%、0.25% 和 2.5%，组分比例为 100%（相应 T$_2$ 分别为 1 000ms、100ms 和 10ms）。

（2）在采集参数设置区，分别设置 Echo Num 为 1 500、150 和 15，T_E=2ms，SW=100kHz，TD 分别自动设置为 300 000、30 000 和 3 000。

（3）在工具栏点击"采集运行"按钮，信号采集区显示了采集到的回波串的实部、虚部、模、回波串的峰值点信号。

（4）信号采集完毕后，提取每个 T_E 下观测到的各个回波信号的峰点值，数据提取区显示了拟合到的曲线，用于 T$_2$ 反演。

（5）在数据提取完成之后，在工具栏点击"反演"按钮，弛豫谱显示区显示了一维 T$_2$ 谱，实验结果分别如图 34-3~图 34-5 所示，测得的 T$_2$ 值接近理论值。

（二）双组分样品

1. 在样品设置区设定 sample A 组分比例为 90%（T$_2$=100ms）；sample B 浓度为 0.1%，组分比例为 10%（T$_2$=250ms）。

2. 在工具栏点击"采集运行"按钮，信号采集区显示了采集到的 1 000 个回波串的实部、虚部、模、回波串的峰值点信号。

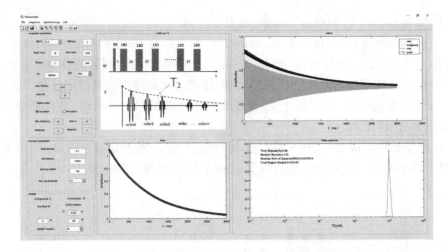

图 34-3　CPMG 序列测 0.025% 的 $CuSO_4 \cdot 5H_2O$ 样品 T_2（见数字彩图）

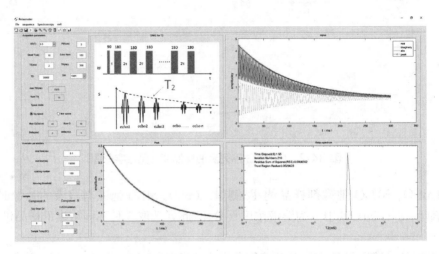

图 34-4　CPMG 序列测 0.25% 的 $CuSO_4 \cdot 5H_2O$ 样品 T_2（见数字彩图）

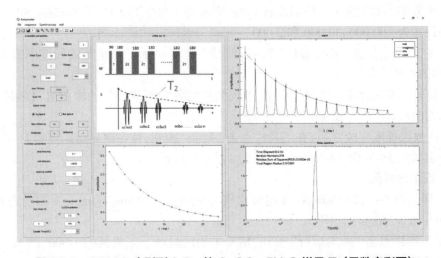

图 34-5　CPMG 序列测 2.5% 的 $CuSO_4 \cdot 5H_2O$ 样品 T_2（见数字彩图）

3. 信号采集完毕后,提取每个 T_E 下观测到的回波信号的峰点值,数据提取区显示了拟合到的曲线,用于 T_2 反演。

4. 在数据提取完成之后,在工具栏点击"反演"按钮,弛豫谱显示区显示了一维 T_2 谱,实验结果如图 34-6 所示,可以看出,测得的 sample A 的 T_2 值接近理论值 100ms,sample B 的 T_2 值接近理论值 250ms,A 弛豫组分与 B 组分的幅度比约为 9:1。

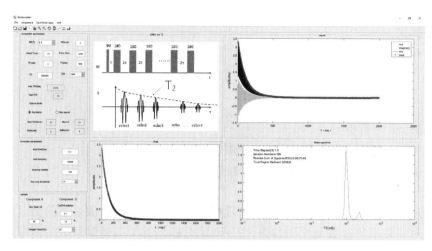

图 34-6　CPMG 序列测双组分样品 T_2(见数字彩图)

5. 设置不同的样品比例,重复上述步骤,观察信号幅值和反演结果差异。

(三) 自行操作

1. 采用单一油样品,利用 CPMG 序列测样品的 T_2 值(弛豫谱峰对应的横坐标位置)。

2. 采用单一的浓度为 0.5% 的 $CuSO_4 \cdot 5H_2O$ 弛豫剂溶液时,利用 CPMG 序列测样品 T_2 值(弛豫谱峰对应的横坐标位置)。

3. 采用 70% 的浓度为 0.1% 的 $CuSO_4 \cdot 5H_2O$ 弛豫剂溶液和 30% 油组合样品时,利用 CPMG 序列测样品的 T_2 值。

五、思考与讨论

1. CPMG 序列获取的单个回波的幅值按照什么规律衰减? 回波串的幅值按照什么规律衰减,造成这种衰减的因素是什么?

2. 系统死区时间对于短弛豫样品影响更大还是对长弛豫样品的影响更大?

3. 回波串个数对于测量结果的影响是什么? 对于长弛豫样品应如何考虑参数设置?

4. T_2 弛豫谱峰峰位、面积、半高宽各表征了什么,有什么意义?

(赵慧慧　王进喜)

实验三十五 基于 PGSE 序列的扩散弛豫系数测量

一、实验目的

(一) 知识目标

1. 了解 PGSE 序列的特点。
2. 熟悉 PGSE 序列测量扩散弛豫系数的原理及机制。
3. 掌握 PGSE 序列测量扩散弛豫系数的测量方法。

(二) 能力目标

1. 能通过调整采集参数及反演参数,实现单组分样品的扩散弛豫系数的测定。
2. 能通过调整采集参数及反演参数,实现双组分样品的扩散弛豫系数的测定。

(三) 素质目标

1. 增强 PGSE 序列理论知识与实践相结合的学习认知。
2. 提升 PGSE 序列测量扩散弛豫系数的学习与研究能力。

二、实验器材

计算机、磁共振成像原理仿真实验软件。

三、实验原理

(一) PGSE 序列测扩散弛豫系数(D)原理

脉冲梯度自旋回波(pulsed gradient spin echo, PGSE)序列是用来测量扩散弛豫系数(D)的序列。PGSE 序列时序图如图 35-1 所示,在 SE 序列的 180°射频脉冲两侧,施加了两个对称的相位敏感梯度。g 为梯度大小,δ 为每个相位敏感梯度的持续时间,Δ 为两个相位敏感梯度的间隔时间,90°射频脉冲与第一个相位敏感梯度之间的时间间隔等于第二个相位敏感梯度与回波波峰出现时刻之间的时间间隔。

未加梯度时回波信号的峰值 $M_{xy}(0) = M_0\exp(-T_E/T_2)$,在一次测量中只改变梯度大小,其余参数不变;在每一次改变梯度大小后,$\exp(-T_E/T_2)$ 这一项保持不变,每一次回波信号的峰值与未加梯度时回波信号的峰值之间存在下列关系:

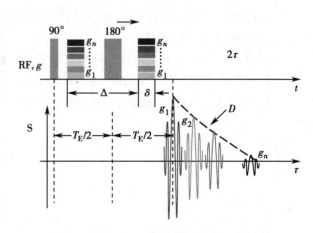

图 35-1 PGSE 序列时序图(见数字彩图)

$$\frac{M_{xy}(g)}{M_{xy}(0)} = e^{-\gamma^2 g^2 \delta^2 D \Delta} \tag{35-1}$$

由式 35-1 可知,只有梯度场存在的情况下扩散才会得以检测到,梯度场越大,持续时间越长,扩散效果越显著。

(二) PGSE 序列主要参数

软件中 PGSE 序列的可调参数如图 35-2 所示。

其中:

（1）P_{90}(us):90°射频脉冲脉宽。

（2）P_{180}(us):180°射频脉冲脉宽。

（3）Dead T(us):死区时间。

（4）TD:采样点数。

（5）SW:采样带宽。

（6）Max G(G_s/cm):最大相位敏感梯度值。

（7）Num G:梯度个数,即梯度回波个数。

（8）Delta(ms):两个对称相位敏感梯度的间隔时间。

（9）delta(ms):每个相位敏感梯度持续时间。

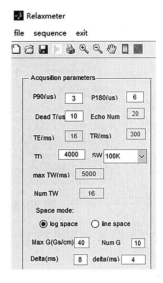

图 35-2　PGSE 序列的数据采集区

四、内容与步骤

(一) 单组分样品

1. 油样品的扩散系数(D)测量

（1）打开 NMRelaxSim 软件后,进入序列选择菜单栏,点击 PGSE 序列,在样品设置区设定 sample A 比例为 100%($3 \times 10^{-11} mm^2/s$),sample B 比例为 0。

（2）采集参数及反演参数均为默认值。

（3）在工具栏点击"采集运行"按钮,Num G=10,表示依次施加了 10 个不同大小的梯度,信号采集区显示了 T_E 时刻采集到的 10 个回波。

（4）信号采集完毕后,提取每个梯度 g 下观测到的各个回波信号的峰点值,数据提取区显示了拟合到的曲线,用于 D 反演。

（5）在数据提取完成之后,在工具栏点击"反演"按钮,弛豫谱显示区显示了一维 D 谱,实验结果如图 35-3 所示,从实验结果可以看出,测得的 sample A 的 D 值接近理论值 $3 \times 10^{-11} mm^2/s$。

2. $CuSO_4 \cdot 5H_2O$ 弛豫剂样品的扩散系数(D)测量　该弛豫剂溶液的浓度与其扩散系数(D)满足:$D=2.6 \times 10^{-9} mm^2/s + n \times 10^{-9} mm^2/s$。其中 n 为溶液浓度百分比数值,此处选取 2 种不同浓度的样品进行测量,步骤如下。

（1）打开 NMRelaxSim 软件后,进入序列选择菜单栏,点击 PGSE 序列,在样品设置区设定 sample B 浓度分别为 0.1% 和 2.4%,比例为 100%(相应 D 分别为 $2.7 \times 10^{-9} mm^2/s$ 和 $5 \times 10^{-9} mm^2/s$)。

（2）采集参数及反演参数均为默认值。

（3）在工具栏点击"采集运行"按钮,Num G=10,表示依次施加了 10 个不同大小的梯度,信号采集区显示了 T_E 时刻采集到的 10 个回波。

（4）信号采集完毕后,提取每个梯度 g 下观测到的各个回波信号的峰点值,数据提取区显示了拟合到的曲线,用于 D 反演。

（5）在数据提取完成之后,在工具栏点击"反演"按钮,弛豫谱显示区显示了一维 D 谱,实

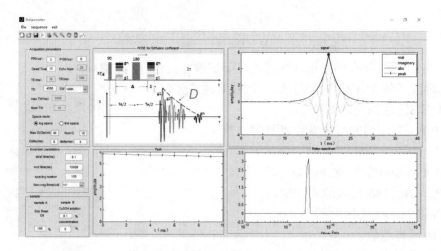

图 35-3　PGSE 序列测油样品扩散系数（D）（见数字彩图）

验结果如图 35-4 和图 35-5 所示，从实验结果可以看出，测得的 D 值接近理论值 $2.7 \times 10^{-9} \mathrm{mm}^2/\mathrm{s}$ 和 $5 \times 10^{-9} \mathrm{mm}^2/\mathrm{s}$。

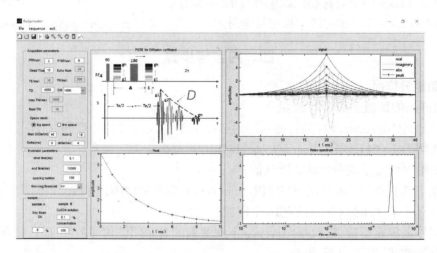

图 35-4　PGSE 序列测 0.1% 的 $CuSO_4 \cdot 5H_2O$ 样品扩散系数（D）（见数字彩图）

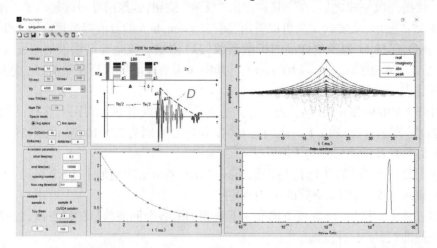

图 35-5　PGSE 序列测 2.4% 的 $CuSO_4 \cdot 5H_2O$ 样品扩散系数（D）（见数字彩图）

（二）双组分样品

1. 在样品设置区设定 sample A 组分比例为 90%（$D=3\times10^{-11}$mm^2/s）；sample B 浓度为 0.2%，组分比例为 10%（$D=2.8\times10^{-9}$mm^2/s）。

2. 采集参数及反演参数均为默认值，在工具栏点击"采集运行"按钮，信号采集区显示了 T_E 时刻采集到的 10 个回波。

3. 信号采集完毕后，提取每个梯度 g 下观测到的各个回波信号的峰点值，数据提取区显示了拟合到的曲线，用于 D 反演。

4. 在数据提取完成之后，在工具栏点击"反演"按钮，弛豫谱显示区显示了一维 D 谱，实验结果如图 35-6 所示。从实验结果可以看出，测得的 sample A 的 D 值接近理论值 3×10^{-11}mm^2/s，sample B 的 D 值接近理论值 2.8×10^{-9}mm^2/s，A 弛豫组分与 B 组分的幅度比约为 9：1。

5. 设置不同的样品比例和浓度，分别观察信号和反演谱的变化情况。

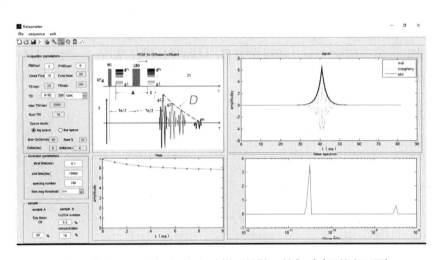

图 35-6　PGSE 序列测双组分样品扩散系数（D）（见数字彩图）

五、数据处理与结果

（1）采用单一油样品时，PGSE 序列测得的样品的扩散系数是＿＿＿＿＿＿＿＿（填弛豫谱峰对应的横坐标位置）。

（2）采用单一的浓度为 0.5% 的 CuSO$_4$·5H$_2$O 弛豫剂溶液时，PGSE 序列测得的样品的扩散系数是＿＿＿＿＿＿＿＿（填弛豫谱峰对应的横坐标位置）。

（3）采用 70% 的浓度为 0.1% 的 CuSO$_4$·5H$_2$O 弛豫剂溶液和 30% 油组合样品时，利用 PGSE 序列测得的样品的扩散系数分别是＿＿＿＿＿＿＿＿，＿＿＿＿＿＿＿＿。

六、思考与讨论

1. 简述低场磁共振领域中扩散系数的概念及意义？
2. 简述 PGSE 序列测量扩散系数的原理及方法？
3. 通过查资料，找出其他测量扩散系数的方法，对比各自特点及优势。

（郝晨汝）

第四篇　PET 成像原理仿真实验

正电子发射断层成像（positron emission tomography，PET）是利用能发生正电子衰变的放射性核素 ^{11}C、^{13}N、^{15}O、^{18}F 标记的药物参与人体正常新陈代谢，通过环形探测器接收电子对湮灭产生的一对光子来确定体内相应位置药物的量，进行图像重建，可准确反映机体的生理功能和病理状况。本篇通过 5 个仿真实验，详细探讨了 PET 成像的原理和图像质量的影响因素。

实验三十六通过观察 PET 成像原理和原始数据采集的微观过程，直观理解湮灭辐射、符合探测、投影扫描和图像重建等过程。实验三十七通过仿真不同的成像系统扫描参数，探讨系统空间分辨力的影响因素。实验三十八通过仿真重建方法和滤波函数，分析不同重建方法对 PET 图像质量的影响。实验三十九通过仿真探测器结构、样品活度、扫描时间，详细分析成像条件对 PET 图像质量的影响。实验四十对比了 2D 与 3D 采集模式下的 PET 脑显像。

实验三十六　PET成像原理和原始数据采集的微观过程

一、实验目标

（一）知识目标

1. 理解PET成像原理。
2. 掌握PET原始数据采集微观过程的操作方法。
3. 观察肿瘤在探测器环中位置不同时，原始数据在数据空间中的表现。

（二）能力目标

能通过调整实验参数，得出不同参数下原始数据采集的实验规律。

（三）素质目标

1. 提升综合运用专业知识的能力。
2. 提高创新思维能力。

二、实验器材

计算机、PET成像原理仿真软件。

三、实验原理

PET是利用能发生正电子衰变的放射性核素（一般为 ^{11}C、^{13}N、^{15}O、^{18}F，等）作为标记物，制备成放射性药物，并注入人体参与组织、器官的新陈代谢，组织、器官对放射性药物进行选择性吸收，同时释放出正电子（β^+），正电子在体内移动大约1~3mm后，和电子发生正负中和的湮灭辐射，并产生一对沿相反方向飞行的能量相同（均为0.511MeV）的 γ 光子；利用探测器探测这一对 γ 光子，进而获得发生 β^+ 衰变的位置，明确放射性药物在组织、器官内的分布，从而判断组织、器官的代谢过程是否正常，即是否发生病变。

PET用的放射性核素中一般 ^{18}F 比较常见，^{18}F 发生 β^+ 衰变时，随机性放出的正电子和电子发生湮灭辐射，产生方向随机的一对光子反向运动，到达探测器环上相对的两个探测器上进行符合探测，输出一个探测器事件，又称为响应线（line of response，LOR）。一条响应线填充到原始数据空间的一个点上，该空间的横坐标为角度 θ，纵坐标为离几何中心的距离 R。符合探测所记录的符合事件有真符合、散射符合和随机符合3种，只有真符合是我们需要的数据，其他符合必须进行校正。单个体素的原始数据在数据空间中表现为一条正弦曲线，因此，PET的原始数据空间也称为正弦图（图36-1）。

打开动画演示界面如图36-2所示，图片左侧黑框内是待测样品感兴趣区。右侧的二维图框"Detector output sum in time window"是探测器在时间窗口的输出总和；二维图框"Coincidence Output"是符合脉冲的输出（在时间窗口内≥2次的符合事件，符合脉冲输出1次）。右侧的黑

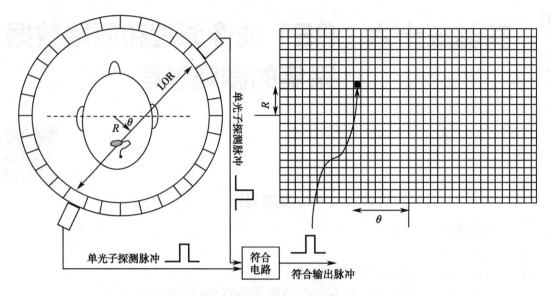

图 36-1 PET 成像空间几何和原始数据填充示意图

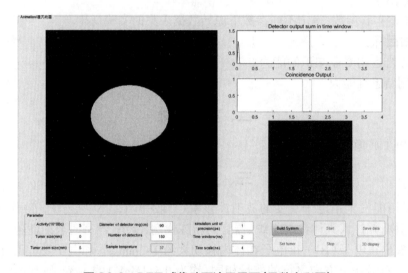

图 36-2 PET 成像动画演示界面（见数字彩图）

框内显示正弦图动态填充过程；最下面图框"Parameter"是参数设计、开始、保存数据等操作模块，"Activity"表示活度，"Tumor"表示肿瘤大小，"Tumor zoom size"表示肿瘤大小缩放，"Diameter of detector ring"表示探测环直径，"Number of detectors"表示探测器数量，"Sample tempreture"表示样品温度，"simulation unit of precision"表示模拟精度设置，"Time window"表示时间窗口（见数字彩图红色框的时间范围，≤15ns），"Time scale"表示时间尺度（整个时间框的显示范围），"Build System"表示构建系统，"Set tumor"表示设置肿瘤，"Start"表示开始，"Stop"表示停止，"Save data"表示保存数据，"3D display"表示 3D 显示。

四、内容与步骤

（一）打开"PET Sim"软件

点击引导界面上的"Animation Flash"模块，进入"PET Animation"界面。具体界面可参见附录部分。

（二）肿瘤所在区域不同对原始数据的影响

1. 肿瘤在探测器环圆心位置的原始数据采集　使用系统自带的参数数据,点击"Build system"按钮,再点击"Set tumor"按钮,然后在样本上用鼠标画肿瘤,肿瘤画在探测器环圆心位置。画好后,双击鼠标,当肿瘤部位显示黄色即表示肿瘤设置完成,点击"Start"按钮,动画演示过程开始,正弦动态图也开始填充;点击"Stop"按钮,动画演示停止;点击"Save data"按钮保存数据;点击"3D display"按钮可以查看已保存数据的三维格式。

2. 肿瘤偏离探测器环圆心位置的原始数据采集　肿瘤区域设置在偏离探测器环圆心位置,重复(二)中的第 1 步,观察正弦图的数据填充过程并保存原始数据。

基于以上结果,描述通过改变肿瘤位置所观察到的实验规律。

（三）放射性药物活度不同对原始数据采集的影响

改变参数中放射性药物活度的数值,分别设置为 5nCi、10nCi、20nCi（1nCi=3 700Bq）,其他参数不变,重复(二)中的第 1 步,观察不同活度对原始数据采集的影响,并保存数据。

基于以上结果,描述通过改变放射性药物活度所观察到的实验规律。

（四）时间窗口和时间尺度对原始数据采集的影响

时间窗口分别设置为 1ns、2ns、3ns,对应的时间尺度依次设置为 2ns、4ns、6ns,其他参数不变,重复(二)中的第 1 步,观察其对原始数据采集的影响,并保存数据。

基于以上结果,描述通过改变时间窗口和时间尺度所观察到的实验规律。

五、思考与讨论

1. PET 扫描数据如何分析和解释?
2. 符合测量的时间窗应该如何设置最为合理? 设置时与什么因素有关?

（乔丽华）

实验三十七　PET 成像过程及空间分辨力的影响因素

一、实验目标

(一) 知识目标

1. 了解 PET 成像系统构成。
2. 熟悉 PET 重建方法。
3. 掌握 PET 系统构建参数及其含义。
4. 掌握点扩展函数、空间分辨力、FWHM、FWTM 相关概念及其在图像质量评价中的应用。

(二) 能力目标

1. 掌握 PET 仿真实验软件实验操作的基本应用能力。
2. 掌握影响 PET 空间分辨力实验数据的获取和分析能力。
3. 形成科学思维方式和科学素养,掌握科学的实验方法和技能。

(三) 素质目标

1. 通过本实验提升学生综合运用 PET 成像原理分析实际图像影响因素的能力。
2. 通过本实验提升学生处理 PET 空间分辨力的科学思维和科学素养,提升学生的创新思维能力。

二、实验器材

计算机、PET 成像原理仿真软件。

三、实验原理

(一) PET 成像质量评价

1. 点扩展函数　点扩展函数(point spread function,PSF)描述了成像系统对点源 $\delta(x,y)$ 的响应/冲激响应,用函数 $h(x,y)$ 来表示,可以被当作是图像中表示一个未解决对象的扩散斑。从功能上讲,它是成像系统传递函数的空间域形式。点源的扩散/模糊程度是衡量成像系统质量的一个指标。对于 PET 成像系统来说,一个复杂成像中,物体 $G(x,y)$ 的像可以被看作是该物体和 PSF 的卷积,用下式来表示(图 37-1)。

$$G(x,y) = \iint_{-\infty}^{+\infty} g(\zeta,\eta)h(x-\zeta,y-\eta)d\zeta d\eta \tag{37-1}$$

2. 空间分辨力　评价 PET 性能好坏的主要参数包括能量分辨力、空间分辨力、时间分辨力、噪声等效计数率、系统灵敏度、最大计数率等指标。其中空间分辨力是临床最关心的指标之一,这是因为空间分辨力的好坏直接关系到系统对病灶的检出能力。空间分辨力的物理定义指的是探测器在三维空间的三个方向上 (x,y,z) 分辨最小物体的能力。

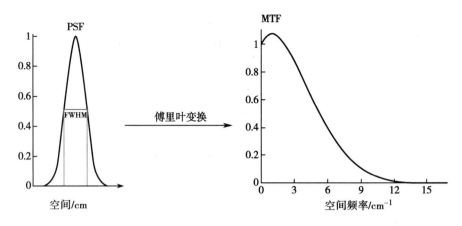

图 37-1　点扩展函数示意图

3. 空间分辨力表示方法　PET 在成像过程中，一个理想点源经过 PET 成像系统后扩展为 PSF(x,y,z)。因此，PET 成像系统空间分辨力是用 PSF 的半高宽(full width half maximum，FWHM)描述成像系统的空间分辨力。美国电气制造商协会(National Electrical Manufacturers Association，NEMA)标准中报告以 FWHM 来表示，如果有必要还可以采用 1/10 宽度(full width at one tenth maximum，FWTM)，如图 37-2 所示。

FWHM 或 FWTM 数值越大，点源的扩展程度越严重，空间分辨力越低。通常在成像的横截面内，视野中心的空间分辨力最好，靠近边缘逐渐变坏。主要是因为随机事件发生在成像物体边缘位置，两个光子空间飞行距离差异较大，这种不对称性造成空间分辨力降低。随着探测器视野中心半径距离的增加，分辨力逐渐降低。空间分辨力主要由多种条件共同决定，分别是探测器尺寸(晶体和探测环的大小)、正电子的物理衰变、系统几何学设计和探测器材料等。

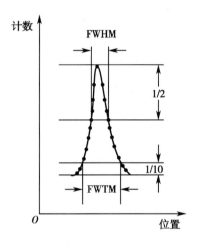

图 37-2　空间分辨力表示法示意图

(二)空间分辨力点源测试原理

如果将一个直径很小的放射源放置在成像系统探测器的视野中，在图像中应该是一个同等直径的非常小的亮点。将放射源进一步缩小到一定程度，图像上的光亮点将停止相应的缩小，这时图像的大小要大于实际的放射源，这一点就是 PET 成像系统所能看到的最小的点，即系统空间分辨力。这一点到底有多大，怎样来测量它，可以通过在点中间画一条直线，然后沿这条直线向外将每一点的计数组成一幅坐标图，反映为系统对点源的空间上的响应函数的分布。正常情况下该函数应是高斯分布，在其全高度的一半处测量它的全宽度，这一数值是 FWHM，单位为 mm。现代 PET 的 FWHM 一般都在 5mm 左右，最优可达到 3mm(图 37-3)。

PET 的轴向(z 方向)和横向(xOy 平面内)分辨力是不一样的。横向分辨力是由一个线状源沿着轴向不同半径位置所测得的。轴向分辨力是在轴向中测不同位置间隔的点源获得的。横向判定放射源的位置，轴向反映局部轮廓宽度。横向分辨力随着离开中心的距离增加而降低，轴向分辨力基本不变。横向分辨力的降低产生了边缘模糊和扩大的效应，主要是由于使用探测湮灭事件圆形晶体环，在视野的中心，相对应的探测器连成一条直线，当 γ 光子撞击晶体

时,不是精确地停在晶体的同一点,而是
有一点距离差别;由于这种差别是涉及
同一晶体的定位差别,所以光子停留的
位置没什么特别的情况。然而,在视野
的外侧,相对应的探测器不再成一个单
一的直线,这就意味着如果 γ 光子在撞
击晶体后,继续穿行很远,它们将走出首
先碰到的晶体而到达下一块,如果它们
停止在相邻的晶体上,并被那里的探测
器所接收,那么这一事件的位置将偏离

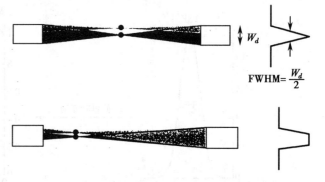

图 37-3 符合探测中不同的点源位置分辨力测定

原始位置,这一位置的差异就会产生源定位的改变。因为 PET 的分辨力在中心最好,对位时要
尽可能地将病人对在中间,轴向采样(图 37-4)。

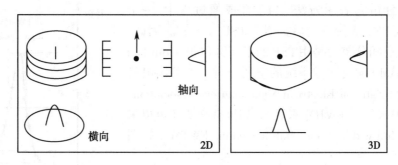

图 37-4 不同采集模式下轴向和横向分辨力示意图

四、内容和步骤

(一) 系统空间分辨力测量

1. 点击 PET 虚拟仿真软件快捷方式,进入功能引导界面。单击 "PET Theory" 图标,进入
PET 成像原理仿真软件界面。具体软件界面参见附录。

2. 在 "Parameters" 栏,不做调整。在 "Sample" 栏,设置扫描样本,如图 37-5a 所示。

3. 点击 "SCAN" 按键,扫描样本,扫描完成后,选择 FBP 重建算法,选择固定滤波器类型
"Ramp",单击 "RECON" 重建图像,观察重建过程。

4. 点击 "View" 区右下方的 "Add Image" 按键,将重建图像添加到图像分析工具中。

5. 在 "Sample" 栏,分别设置图 37-5b、c 所示样本位置,重复步骤 3~4,得到不同位置对应
的重建图像。

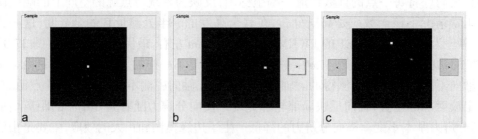

图 37-5 样本选择示意图

6. 点击 "View" 区右下方的 "Show ImageTool" 按键，显示图像处理工具。如图 37-6 所示。

7. 选中左侧图像列表第一幅图，点击 ⊕ 按键，点击图像处理工具中间所选图像显示区，单击鼠标左键，图像上显示红色线条，如图 37-6 所示。移动红色线条，使右侧数据显示区纵坐标显示数据最大。

8. 单击"图像处理工具"按键，右侧数据显示区显示 3 幅图像红线所在位置所有像素数据。

9. 观察每幅图像红线位置是否位于分析图像像素中心，即数据分析区数值最大位置。

10. 单击数据显示区右上方 ∧ 按键，移动鼠标，选择数据显示区数据显示中心位置，按住鼠标左键从左到右选中分析区域，如图 37-7 所示。

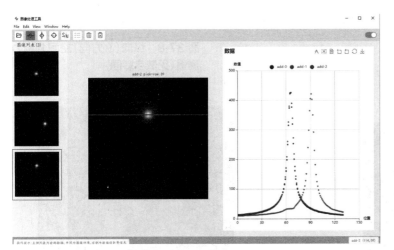

图 37-6　图像处理工具加载图像界面（见数字彩图）

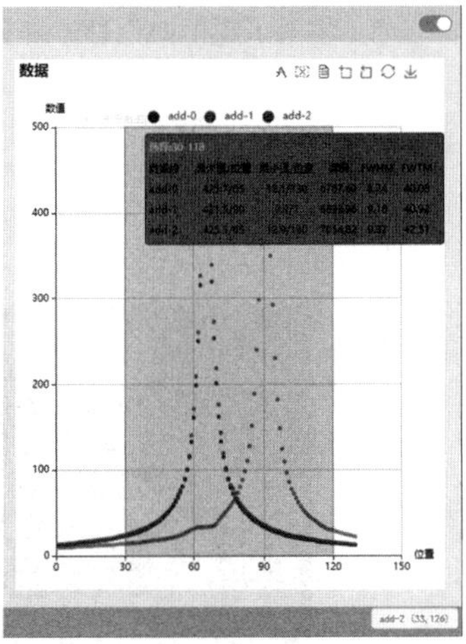

图 37-7　横向（x 方向）空间分辨力测量（见数字彩图）

11. 将相应的 FWHM 和 FWTM 数据填入表 37-1。

表 37-1　不同样品的空间分辨力结果

样本所处位置	横向（行）半高宽（FWHM）/mm	横向（行）1/10 宽度（FWTM）/mm	横向（列）半高宽（FWHM）/mm	横向（列）1/10 宽度（FWTM）/mm
中心				
右中				
上中				

12. 选中左侧图像列表第一幅图，点击 ⊕ 按键，点击图像处理工具中间所选图像显示区，单击鼠标左键，图像上显示红色线条，如数字彩图 37-7 所示。移动红色线条，右侧数据显示区纵坐标显示数据最大。

13. 单击"图像处理工具"按键，右侧数据显示区显示 3 幅图像红线所在位置所有像素数据。

14. 观察每幅图像红线位置，位于分析图像像素中心，即数据分析区数值最大位置。

15. 单击数据显示区右上方 ∧ 按键，移动鼠标，选择数据显示区数据显示中心位置，按住鼠标左键从左到右选中分析区域，如图 37-8 所示，将相应的 FWHM 和 FWTM 数据填入表 37-1。

（二）系统不同成像位置空间分辨力差异

1. 在"Sample"栏，选择样本如图37-9所示。

2. 点击"SCAN"按键，扫描样本，扫描完成后，选择FBP重建算法，选择固定滤波器类型"Ramp"，单击"RECON"重建图像，观察重建过程。

3. 点击"View"区右下方的"Add Image"按键，将重建图像添加到图像分析工具中。

4. 点击"View"区右下方的"Show ImageTool"按键，显示图像处理工具。所分析各点源样本图像位置如图37-10所示。

5. 将相应的FWHM和FWTM数据填入表37-2。

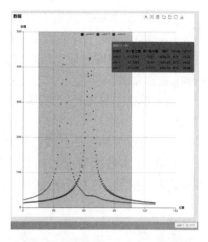

图37-8　纵向（y方向）空间分辨力测量（见数字彩图）

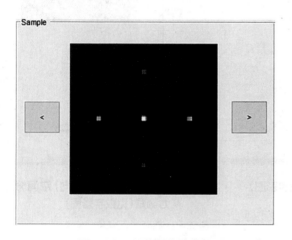

图37-9　所选样本示意图

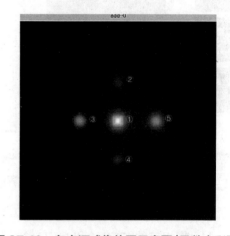

图37-10　各点源成像位置示意图（见数字彩图）

表37-2　不同样本的空间分辨力效果对比

样本所处位置	横向(行)半高宽（FWHM）/mm	横向(行)1/10宽度（FWTM）/mm	横向(列)半高宽（FWHM）/mm	横向(列)1/10宽度（FWTM）/mm
①				
②				
③				
④				
⑤				

（三）系统构建对成像质量的影响

1. 在"Parameters"栏，设置探测器半径值为300mm，固定探测器个数为800，自动计算探测器长度，其他参数不变。

2. 在"Sample"栏，设置扫描样本，如图37-5a所示。

3. 点击 "SCAN" 按键,扫描样本,扫描完成后,选择 FBP 重建算法,选择固定滤波器类型 "(R+Sinc)",单击 "RECON" 重建图像,观察重建过程。

4. 点击 "View" 区右下方的 "Add Image" 按键,将重建图像添加到图像分析工具中。

5. 在 "Parameters" 栏,分别设置探测器半径值为 400mm、500mm、600mm、700mm,重复前两个步骤,得到不同探测器半径值对应的重建图像。

6. 点击 "View" 区右下方的 "Show ImageTool" 按键,显示图像处理工具。如图 37-11 所示。

7. 选中左侧图像列表第一幅图,点击 📷 按键,点击图像处理工具中间所选图像显示区,单击鼠标左键,图像上显示红色线条。移动红色线条,使右侧数据显示区纵坐标显示数据最大。

8. 单击 "图像处理工具" 按键,右侧数据显示区显示 3 幅图像红线所在位置所有像素数据。

9. 单击数据显示区右上方 ⋀ 按键,移动鼠标,选择数据显示区数据显示中心位置,按住鼠标左键从左到右选中分析区域,如图 37-12 所示。

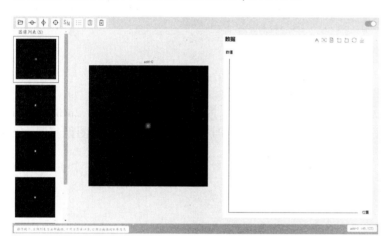

图 37-11 图像处理工具界面(见数字彩图)　　　　图 37-12 成像系统半径对图像重建的影响(见数字彩图)

10. 将相应的 FWHM 和 FWTM 数据填入表 37-3。

表 37-3 不同系统半径下的空间分辨力效果对比

成像系统半径/mm	半高宽(FWHM)/mm	1/10 宽度(FWTM)/mm
300		
400		
500		
600		
700		

11. 观察图像差异,分析判断探测器尺寸对重建图像的影响。

(四)扫描时间对成像质量的影响

1. 在 "Parameters" 栏,分别设置扫描时间值为 2s、4s、6s、8s、10s,重复(三)中步骤 3、4,得到不同扫描时间的重建图像,显示图像工具,分析图像,如图 37-13 所示。

2. 将相应的 FWHM 和 FWTM 数据填入表 37-4。

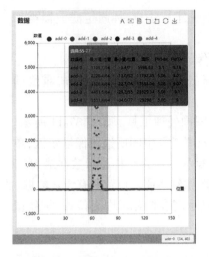

**图 37-13 扫描时间对图像重建的
影响**（见数字彩图）

表 37-4 扫描时间对图像空间分辨力影响效果对比

成像系统 扫描时间/s	半高宽 （FWHM）/mm	1/10 宽度 （FWTM）/mm
2		
4		
6		
8		
10		

（五）放射性药物活度对成像质量影响

1. 在"Parameters"栏，分别设置放射性活度值为 0.5nCi、1nCi、1.5nCi、2nCi、2.5nCi（1nCi=$3.7×10^4$Bq），重复（三）中的步骤 3、4，得到不同扫描时间的重建图像，显示图像工具，分析图像，如图 37-14 所示。

2. 将相应的 FWHM 和 FWTM 数据填入表 37-5。

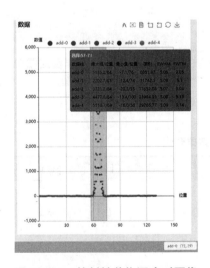

**图 37-14 放射性药物活度对图像
重建的影响**（见数字彩图）

表 37-5 放射源活度对图像空间分辨力影响效果对比

放射源活度/s	半高宽 （FWHM）/mm	1/10 宽度 （FWTM）/mm
0.5		
1.0		
1.5		
2.0		
2.5		

五、思考与讨论

1. PET 图像的空间分辨力极限是多少？为什么？

2. PET 扫描中的放射性示踪剂的选择如何影响成像质量？

（程敬海）

实验三十八　重建方法和滤波函数对 PET 重建图像的影响

一、实验目标

(一) 知识目标

1. 了解 PET 图像重建原理。

2. 熟悉 PET 图像重建主要方法。

3. 掌握 FBP 重建算法。

4. 掌握滤波器类型对 PET 图像重建质量的影响。

(二) 能力目标

1. 通过本实验提升学生对 PET 重建方法的认识能力和对图像重建方法的应用实践能力。

2. 通过本实验提升学生对不同重建方法对图像质量影响因素的分析能力。

3. 通过本实验提升学生对同一重建算法、不同重建参数或滤波函数对图像质量影响因素的认识能力。

4. 通过本实验使学生能够了解和掌握 PET 成像的基本理论、实验基本技能和方法,培养学生的科学素养和探索精神。

(三) 素质目标

1. 养成熟练使用行业工具的意识。

2. 培养从不同方法获取结果的差异中分析问题的能力。

二、实验器材

计算机、PET 成像原理仿真软件。

三、实验原理

1. 常见图像重建算法　PET 是利用 β⁺ 衰变放射性核素作为示踪剂,参与人体组织、器官代谢,通过测量放射性核素分布来进行组织功能状态显像的成像装置。PET 成像系统中,由于符合探测计数率低及人体衰减、吸收等一些因素的影响,采集到的数据含有大量的噪声且随机性较大,这就决定了投影数据重建图像的不确定性。因此,PET 图像的重建过程是一个求优化解而非精确解的过程。目前,较经典的重建方法有解析法和迭代法。

(1) 解析法:是断层重建中最早使用的方法,是以中心切片定理为理论基础的求逆过程的一种图像重建方法。经典算法是反投影法和滤波反投影法。

1) 反投影法(back projection,BP):又称为总和法,是将各个方向的投影数据沿投影的反方向投影回成像矩阵的方法。实现的方法有两种:射线驱动反投影法和像素驱动反投影法。射线驱动反投影法是通过二维图像矩阵,对响应线进行跟踪,计算经过每个像素的路径长度。

像素驱动反投影法是运用存储的正弦图中的投影数据进行反投影。两者区别在于重建过程中加权因子和插值不同,成像结果有细微差别。

2)滤波反投影法(filtered back projection,FBP):是目前应用最广泛的图像重建方法,其原理是先对各个投影角度 θ 的投影数据进行滤波,然后再利用反投影的方法获取投影物体 $f(x,y)$。根据不同的滤波函数,滤波反投影重建方法可分为卷积滤波反投影法和 Radon 滤波变换反投影法。

(2)迭代法:是从一个假设的初始图像出发,采用迭代的方法,将理论投影值同实测投影值进行比较,在某种最优化准则指导下寻找最优解。该方法最大的优点是可以准确反应 PET 扫描系统布局,考虑到了光子散射、测量晶体的不均匀性和衰减的影响,并可根据具体成像条件引入与空间几何条件或测量值大小有关的约束因子和条件因子,如空间不均匀校正、散射衰减校正、平滑性约束等。

2. 滤波函数　滤波反投影重建算法,采用的滤波函数主要包括斜坡滤波器、R-S 滤波器、汉明(Hamming)窗、汉宁(Hanning)窗、巴特沃思(Butterworth)和高斯(Gaussian)等滤波函数,如表 38-1 所示。

表 38-1　滤波反投影重建滤波器

滤波器	滤波函数
Ramp	$H(\omega) = \lvert\omega\rvert\,\mathrm{rect}\left(\dfrac{\omega}{2\omega_c}\right) = \begin{cases} \lvert\omega\rvert,\ \lvert\omega\rvert \leqslant \omega_c \\ 0,\ \lvert\omega\rvert \geqslant \omega_c \end{cases}$
R-Sinc	$H(\omega) = \lvert\omega\rvert\,\mathrm{sinc}\left(\dfrac{\omega}{2\omega_c}\right)\mathrm{rect}\left(\dfrac{\omega}{2\omega_c}\right)\quad \lvert\omega\rvert \leqslant \omega_c$
Hanning	$H(\omega) = 0.5 + 0.5\cos\left(\pi\dfrac{\omega}{\omega_c}\right)$
Hamming	$H(\omega) = 0.54 + 0.46\cos\left(\pi\dfrac{\omega}{\omega_c}\right)$
Butterworth	$H(\omega) = \dfrac{1}{1+\left(\dfrac{\omega}{\omega_c}\right)^{2n}}$
Gaussian	$f(i) = \begin{cases} 2^{-\left(\frac{2i}{\mathrm{FWHM}}\right)},\ i \leqslant b \\ f(2b+1-i),\ i > b \end{cases},\quad b = \left[\dfrac{\mathrm{FWHM}}{\Delta x}\right] + 1$

注:Δx 为像素尺寸,单位为 mm。

3. 滤波反投影的局限性　对于重建横截面图像而言,2D 滤波反投影(FBP)是一种快速的重建算法,但是必须满足某些设置要求才能成功重建图像。关于 FBP 数据在现实的近似性,有一系列的假设,其中一个重要的要求就是需要足够多的采样。两种类型采样值得关注,即等距离采样和等角度采样。基于采样定理,投影采样间隔 Δr 数量至少是重建图像的最高预期空间分辨力的一半。能够获取的最高分辨力由探测器固有分辨力和其他额外因素,例如由正电子范围和非整数性引起的模糊效应共同决定。因此投影采样标准可以近似表示为:

$$\Delta r \leqslant 0.5 R_{\mathrm{sys}}(\mathrm{FWHM}) \tag{38-1}$$

式中,FWHM 代表时间响应曲线的半高宽,R_{sys}(FWHM)表示最高预期空间分辨力。角度采样取决于物体的直径,因为采样密度随着物体距离扫描仪中心的增大而减小。重建 PET 数据要求采集的投影数据超过 180°,为了沿着超过 180°的圆周直径 D 进行等于或优于 Δr 的采样间隔,要求:

$$N \geqslant \pi D/2\Delta r \geqslant \pi D/\left[2R_{sys}(\mathrm{FWHM})\right] \tag{38-2}$$

其中 N 是角度样本的数量。线性不足或角度不足采样会导致空间分辨力的降低,并且引起重建图像中的人为噪声。

FBP 图像重建的主要缺点为:受到 PET 探测器尺寸、厚度和分辨力的限制;受到正电子射程范围、随机符合、散射符合等因素影响;受到统计噪声的影响。

4. 迭代法　随着计算机技术的发展和算力的提升,迭代重建法在 PET 中得到越来越普遍的应用。迭代重建的基本思想是:找出一个二维分布,使得二维分布的投影值与成像物体实际投影值相符(最接近或误差最小),此时的二维分布即为所需重建图像。

迭代法的断层图像估计值通常设定为 0 或均匀灰度图像。根据估计值所确定的放射性核素分布,计算理论投影数值,并与实际投影数据作比较,根据数据差值修正图像估计值。重复整个循环过程,直到理论投影和实际投影比较误差在误差允许范围内,理论放射性核素分布与实际近似,则图像重建完成。

四、内容与步骤

(一)图像重建过程观察

1. 点击 PET 虚拟仿真软件快捷方式,进入功能选择界面。单击 "PET Theory" 图标,进入 PET 成像原理仿真软件界面。

2. 在 "Parameters" 栏,如图 38-1 设置 R(探测器半径)为 450mm,固定 TND(探测器个数)为 800,自动计算探测器长度,即探测器弧形长度,其他参数不变。

3. 在 "Sample" 栏,通过 "<" ">" 选择样本,如图 38-2 所示。

4. 点击 "SCAN" 按键,对样本进行扫描,在 "View" 区观察正弦图的实时填充过程,如图 38-3 所示。

5. 扫描完成,点击 "Reconstruction methods" 下拉菜单,如图 38-1 所示,选择重建算法 BP、FBP、ART 等,单击 "RECON" 重建图像,观察重建过程,如图 38-4 所示。

(二)不同重建方法对成像质量的影响

1. 在 "Sample" 栏,通过 "<" ">" 选择样本,如图 38-5 所示。

2. "Parameters" 栏参数不做调整,单击 "SCAN" 按键,开始扫描。

3. 在 "Parameters" 栏 "Reconstruction methods" 下拉

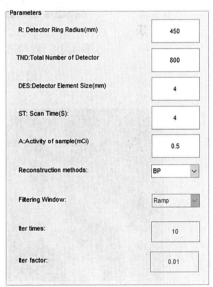

图 38-1　系统参数设置

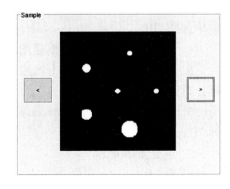

图 38-2　系统样品选择

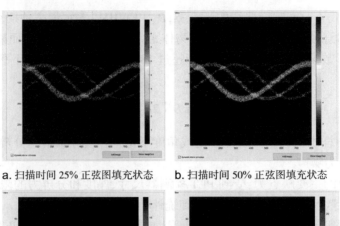

a. 扫描时间 25% 正弦图填充状态   b. 扫描时间 50% 正弦图填充状态

c. 扫描时间 75% 正弦图填充状态   d. 扫描时间 100% 正弦图填充状态

图 38-3 正弦图填充状态（见数字彩图）

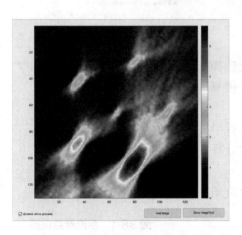

图 38-4 图像重建过程（见数字彩图）   **图 38-5 成像样本选择示意图**

菜单选择"BP"。

     4. 单击"RECON"按键重建图像，观察图像重建过程。

     5. 图像重建完成后，单击图像重建显示区域右下方的"Add image"按键，将图像添加到图像分析工具中。

     6. 在"Parameters"栏"Reconstruction methods"下拉菜单选择"FBP"；"Filtering Window"选择"Ramp"。

     7. 重复步骤 4、5。

     8. 在"Parameters"栏"Reconstruction methods"下拉菜单选择"ART"；"Iter times"与"Iter factor"为默认值。

9. 重复步骤 4、5。

10. 单击图像重建显示区域右下方的 "Show ImageTool" 按键，显示图像处理工具。

11. 选中左侧图像列表第一幅图，点击 ⊕ 按键，点击图像处理工具中间所选图像显示区，单击鼠标左键，图像上显示红色线条，如数字彩图 38-6 所示。移动红色线条，使右侧数据显示区纵坐标显示数据最大。

12. 单击 "图像处理工具" 按键，右侧数据显示区显示三幅图像红线所在位置所有像素数据。

13. 单击数据显示区右上方 ∧ 按键，移动鼠标，选择数据显示区数据显示中心位置，按住鼠标左键从左到右选中分析区域，如图 38-7 所示。

14. 将相应的 FWHM 和 FWTM 数据填入表 38-2。

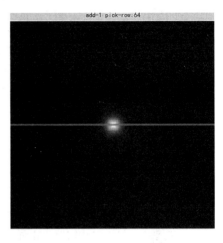

图 38-6　取行数据分析设置图（见数字彩图）

表 38-2　不同重建方法下空间分辨力的效果

算法类型	半高宽（FWHM）/mm	1/10 宽度（FWTM）/mm
BP		
FBP（Ramp）		
ART（10,0.01）		

15. 根据 FWHM 和 FWTM 简要分析三种成像算法的图像质量。

（三）FBP 重建算法不同滤波函数对图像质量的影响

1. 在图像工具中删除所有图像。

2. 在 "Parameters" 栏 "Reconstruction methods" 下拉菜单选择 "FBP"；"Filtering Window" 选择 "Ramp"。

3. 重复（二）中的步骤 4、5。

4. "Parameters" 栏 "Reconstruction methods" 成像算法不变；"Filtering Window" 选择 "R+Sinc" "R+Hanning" "R+Hamming" "R+Buterworth" 和 "R+Gaussian"，并分别重复（二）中的步骤 5、6。

5. 单击图像重建显示区域右下方 "Show ImageTool" 按键，显示图像处理工具。

6. 选中左侧图像列表第一幅图，点击 ⊕ 按键，点击图像处理工具中间所选图像显示区，单击鼠标左键，图像上显示红色线条。移动红色线条，使右侧数据显示区纵坐标显示数据最大。

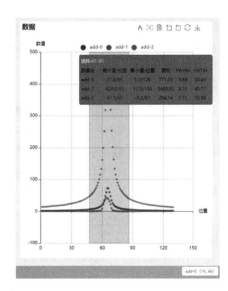

图 38-7　BP、FBP 和 ART 三种重建算法图像质量影响分析（见数字彩图）

7. 单击 "图像处理工具" 按键，右侧数据显示区显示 3 幅图像红线所在位置所有像素数据。

8. 单击数据显示区右上方 ∧ 按键，移动鼠标，选择数据显示区数据显示中心位置，按住鼠标左键从左到右选中分析区域，如图 38-8 所示。

9. 将相应的 FWHM 和 FWTM 数据填入表 38-3。

表 38-3 滤波函数对图像空间分辨力影响效果对比

滤波类型	半高宽（FWHM）/mm	1/10 宽度（FWTM）
Ramp		
R+Sinc		
R+Hanning		
R+Hamming		
R+Buterworth		
R+Gaussian		

10. 根据 FWHM 和 FWTM 简要分析滤波函数对成像质量的影响。

（四）迭代次数与迭代因子对图像质量的影响

1. 在图像工具中删除所有图像。

2. 在"Parameters"栏"Reconstruction methods"下拉菜单选择"ART"；"Iter Times"设定为 10，"Iter Factor"设定为 0.001。

3. 重复（二）中步骤 4、5。

4. "Parameters"栏"Reconstruction methods"成像算法不变，"Iter Factor"设定为 0.001 保持不变；"Iter Times"分别设定为 50 次、100 次、200 次、500 次，重复（二）中步骤 5、6。

5. 单击图像重建显示区域右下方"Show ImageTool"按键，显示图像处理工具。

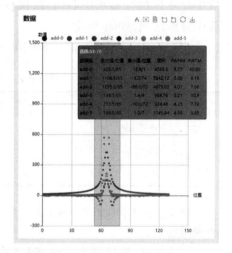

图 38-8 FBP 多种滤波函数对重建图像质量影响（见数字彩图）

6. 选中左侧图像列表第一幅图，点击 ⊕ 按键，点击图像处理工具中间所选图像显示区，单击鼠标左键，图像上显示红色线条。移动红色线条，使右侧数据显示区纵坐标显示数据最大。

7. 单击"图像处理工具"按键，右侧数据显示区显示 3 幅图像红线所在位置所有像素数据。

8. 单击数据显示区右上方 ∧ 按键，移动鼠标，选择数据显示区数据显示中心位置，按住鼠标左键从左到右选中分析区域，如图 38-9 所示。

9. 将相应的 FWHM 和 FWTM 数据填入表 38-4。

表 38-4 迭代次数对空间分辨力的影响效果对比

迭代次数（迭代因子 0.001）	半高宽（FWHM）/mm	1/10 宽度（FWTM）/mm
10		
50		
100		
200		
500		

10. "Parameters" 栏 "Reconstruction methods" 下拉菜单选择 "ART"；"Iter Times" 设定为 100，"Iter Factor" 设定为 0.1、0.01、0.001，分别重复(二)中步骤 4、5。

11. 单击图像重建显示区域右下方 "Show ImageTool" 按键，显示图像处理工具。

12. 选中左侧图像列表第一幅图，点击 ✛ 按键，点击图像处理工具中间所选图像显示区，单击鼠标左键，图像上显示红色线条。移动红色线条，使右侧数据显示区纵坐标显示数据最大。

13. 单击 "图像处理工具" 按键，右侧数据显示区显示 3 幅图像红线所在位置所有像素数据。

14. 单击数据显示区右上方 ∧ 按键，移动鼠标，选择数据显示区数据显示中心位置，按住鼠标左键从左到右选中分析区域，如图 38-10 所示。

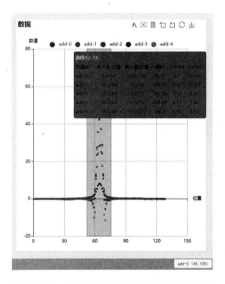

图 38-9　ART 不同迭代次数对重建图像质量影响(见数字彩图)

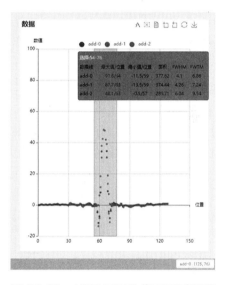

图 38-10　ART 不同迭代因子对重建图像质量影响(见数字彩图)

15. 将相应的 FWHM 和 FWTM 数据填入表 38-5。

表 38-5　迭代因子对图像空间分辨力的影响效果对比

迭代因子(迭代次数 100)	半高宽(FWHM)/mm	1/10 宽度(FWTM)/mm
0.1		
0.01		
0.001		

16. 根据 FWHM 和 FWTM 简要分析滤波函数对成像质量的影响。

五、思考与讨论

1. PET 成像的探测器设计对图像质量有何影响？
2. 如何选择 PET 扫描的重建算法以最大程度地提高图像质量？

(程敬海)

实验三十九 成像条件对图像信噪比的影响

一、实验目标

（一）知识目标

1. 了解探测器结构、样品活度的概念。
2. 理解空间分辨力与信噪比的物理含义。
3. 掌握扫描时间对成像质量的影响。
4. 掌握样品活度对成像质量的影响。

（二）能力目标

1. 通过观察实验结果，分析各种参数对图像质量的影响，能从更深的层次理解成像原理。
2. 通过本实验提高学生的创新思维能力。

（三）素质目标

1. 满足学生求知欲和好奇心，培养学生学习的兴趣。
2. 养成勤于思考、敢于质疑、善于合作、勇于创新的科学品质。

二、实验器材

计算机、PET 成像原理仿真软件。

三、实验原理

（一）图像信噪比的概念及作用

1. 图像信噪比的概念　图像信噪比（signal-to-noise ratio，SNR）是图像处理和图像质量评价中的一个重要概念，它用于衡量图像中信号（所要表示的信息）与噪声（不需要的随机干扰）之间的比例。

SNR 是评价图像质量的一项重要指标。较高的 SNR 表示图像中信号占主导地位，而较低的 SNR 可能会导致图像模糊或不清晰。因此，通过比较不同图像的 SNR，可以确定哪个图像更清晰和更适合特定应用。尤其在医学领域，SNR 对于诊断图像的质量至关重要。

2. 图像信噪比的计算方式（图 39-1）

$$SNR = SI_{组织} / SD_{背景} \qquad (39\text{-}1)$$

SI：感兴趣区内信号强度（像素值）的平均值。SD：相同面积的背景信号的标准差或平均值。

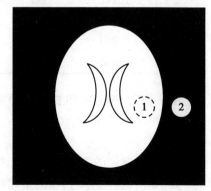

图 39-1　信噪比（SNR）测量示意图

图 39-1 中兴趣区 1 内的组织信号强度的平均值为 $SI_{组织}$，兴趣区 2 内的空气信号强度的标准差为随机噪声 $SD_{背景}$。

（二）影响图像质量的因素

探测器：目前 PET 的探测器为多环、圆形，多采用晶体组合结构，多为 4×36 或 4×64 组合，即 4 个光电倍增管与一个大晶体块（6×6 或 8×8 小晶体矩阵）组合成探测器组块。晶体块矩阵越大，每个探测器单元就越小，定位越精确，空间分辨力越高，但同时会降低探测器灵敏度，因此需要综合考虑探测器晶体的大小，优化空间分辨力和探测灵敏度。

探测器圆环的半径、个数和探测器组块的长度是影响探测数据质量好坏的重要指标，直接影响重建图像质量的好坏。PET 的空间分辨力极限主要受晶体尺寸和光子非直线性决定，理论上，不考虑光子非直线性时，空间分辨力应当等于 1/2 个晶体尺寸，但随着晶体切割不断减小，影响 PET 空间分辨力的主要因素逐渐变为光子非直线性。而在临床 PET 设备中，光子的非直线性决定了 PET 空间分辨力极限为 2mm。所以不断减小晶体的切割尺寸并不能无限提高 PET 的空间分辨力，目前主流设备的晶体切割都保持在 4mm 左右，原因是当晶体切割进一步显著减小后，晶体尺寸对于 PET 空间分辨力的影响已经不显著；并且，由于晶体尺寸太小，造成单晶条上捕获的 γ 光子大幅减少，考虑到采集的量子特性，单晶条上捕获的 γ 光子的统计涨落大幅增加，对于图像质量的效果是不增反减。所以当晶体太小的时候，空间分辨力并不能显著提升，为了保持图像质量，必须延长单床位的采集时间，在临床实践中反而得不偿失。

四、内容与步骤

（一）扫描时间与图像信噪比

1. 点击 PET 虚拟仿真软件快捷方式，进入功能选择界面。单击 PET Theory 图标，进入 PET 成像原理仿真软件界面。

2. "Sample" 栏，设置扫描样本，如图 39-2 所示。

3. 在 "Parameters" 栏，设置 R（探测器半径）为 400mm，设置活度为 2nCi，设置扫描时间为 32s，固定 TND（探测器个数）为 800，自动计算探测器长度，即探测器弧形长度，重建算法改为 "ART"，选择固定滤波器类型 "Ramp"。

4. 点击 "SCAN" 按键，扫描样本，扫描完成后，单击 "RECON" 重建图像。

5. 点击 "View" 区右下方的 "Add Image" 按键，将重建图像添加到图像分析工具中，并点击 "Save PET Image" 按钮，保存重建图像，命名为 "T32"。

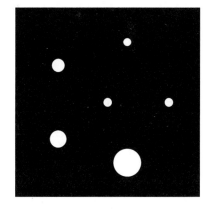

图 39-2　扫描样本选择

6. 在 "Parameters" 栏，再分别设置扫描时间值为 64s、128s、256s、512s，重复上述步骤，依次扫描并重建得到不同扫描时间的图像，依次保存图像，并添加至图像工具，如图 39-3 所示。

7. 点击 "View" 区右下方的 "Show ImageTool" 按键，打开图像工具如图 39-4 所示。

8. 选取扫描时间为 512s 的重建图像，点击 "S/N" 按键，选择 "Sig/NoiseStd" 进行计算，点击图像处理工具中间所选图像显示区，用红色选取信号区，如图 39-5 所示。

9. 单击图像处理工具应用到全部按键，右侧数据区可按照统一标准计算每幅图像的信噪比，如图 39-6 所示。

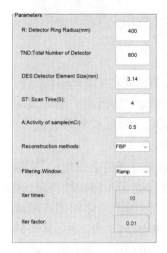

图 39-3　参数设置界面

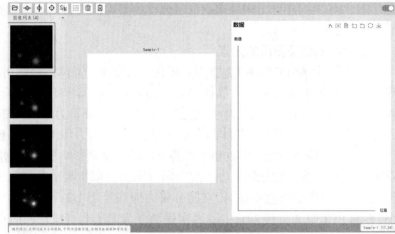

图 39-4　SNR 计算界面（见数字彩图）

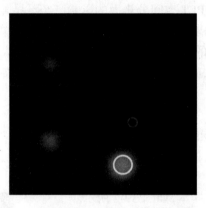

图 39-5　SNR 计算区域选择示意图（见数字彩图）

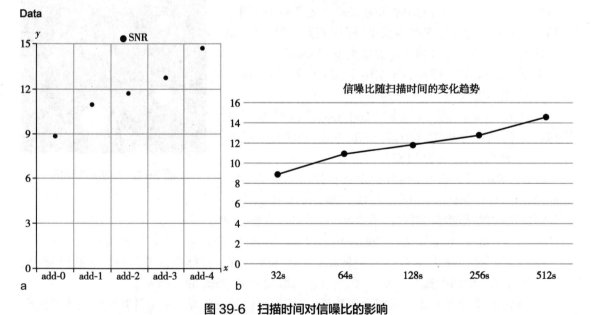

图 39-6　扫描时间对信噪比的影响

a. 原始实验数据；b. 扫描时间与信噪比的关系。

10. 将相应的信噪比数据填入表 39-1。

表 39-1　扫描时间对信噪比的影响效果

成像系统扫描时间/s	信噪比(S/N)
32	
64	
128	
256	
512	

11. 观察图像差异,分析判断扫描时间对重建图像信噪比的影响,如图 39-7 所示。

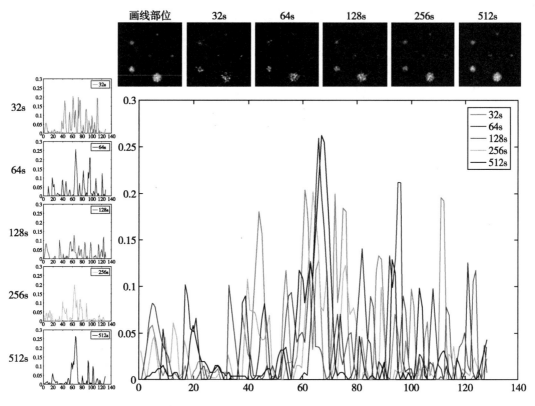

图 39-7　不同扫描时间图像某行像素示意图(见数字彩图)

横坐标为空间 x 方向位置,纵坐标表示信号强度。

(二)放射性活度对图像信噪比的影响

1. 在 "Show ImageTool" 窗口内上栏点击 "删除清除全部图像","Sample" 栏,设置扫描样本,如图 39-2 所示。

2. 在 "Parameters" 栏,设置扫描时间为 5s,分别设置放射性活度值为 0.5nCi、1nCi、2nCi、5nCi、10nCi,依次扫描并重建得到不同放射性活度下的重建图像,依次保存图像,并添加至图像工具,分析图像信噪比。

3. 打开图像工具,选取放射性活度为 10nCi 的重建图像,测量时采用 "Sig/NoiseStd" 模式,点击 "S/N" 按键,点击图像处理工具中间所选图像显示区,分别用红色选取信号区,用蓝色选取背景区。

4. 单击图像处理工具应用到全部按键,右侧数据区可按照统一标准计算每幅图像的信噪比,如图 39-8 所示。

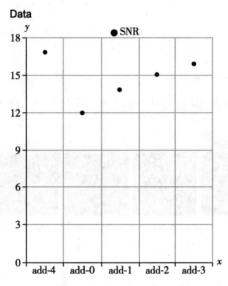

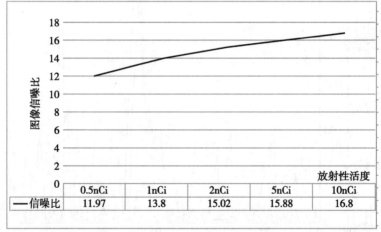

图 39-8　放射性活度对图像重建的影响

5. 将相应的信噪比数据填入表 39-2。

表 39-2　放射性活度对图像信噪比的影响

成像系统放射性活度/nCi	信噪比(S/N)	成像系统放射性活度/nCi	信噪比(S/N)
0.5		5	
1		10	
2			

6. 绘制图像如图 39-9 所示,观察图像差异,分析判断放射性活度对重建图像信噪比的影响。

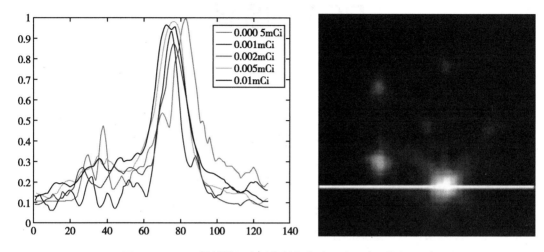

图 39-9 不同放射性活度图像某行像素示意图(见数字彩图)
横坐标为空间 x 方向位置,纵坐标表示信号强度。

五、思考与讨论

1. 有哪些局限性和限制条件与 PET 成像相关?
2. PET 成像中的伪影如何减少或校正?

(董现玲)

实验四十 2D与3D采集模式下的 PET脑显像

一、实验目标

(一) 知识目标

1. 理解 PET 成像原理。
2. 掌握 PET 探测器的结构与采集模式。
3. 掌握 PET 采集模式对成像质量的影响。

(二) 能力目标

能通过调整不同采集模式,实现二维和三维的脑显像。

(三) 素质目标

1. 提升综合运用专业知识的能力。
2. 提升观察和分析事物维度的意识,进而提高创新思维能力。

二、实验器材

计算机、PET 成像原理仿真软件。

三、实验原理

(一) 2D 扫描模式

大多数 PET 扫描仪在每个探测器环之间都设计了轴向准直器或隔板,如图 40-1 所示,隔板(SEPTA)只允许平行于探测器环平面发射的光子被探测到,这被称为二维数据采集。隔板

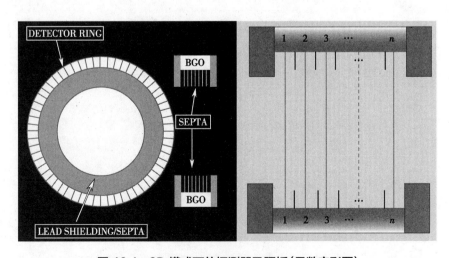

图 40-1　2D 模式下的探测器及隔板(见数字彩图)

实现了对散射在体内的湮灭光子的有效抑制。准直器和隔板还降低了单通道计数率,从而降低了随机符合率,并将死区时间损失降至了最低。

由于每个晶体环都从单个切片收集数据(由于隔膜的原因,不允许出现倾斜的响应线),因此 2D 投影数据类似于使用具有用于 SPECT 成像的平行孔准直器的旋转伽马相机获得的数据。因此,可以使用滤波反投影或迭代方法来重建图像。使用多个探测器环的扫描仪,可以获得一系列连续的 2D 跨轴图像平面,这些平面可以堆叠在一起形成 3D 立体图像。

只要稍微改变或删除隔板,PET 扫描仪也可以从邻近的环中获取数据,这些邻近层面之间连接面被称为交叉平面。在扫描仪的中心,交叉平面正好落在由单个晶体环定义的直接平面之间的中心位置。为了分析,可以假设交叉平面数据是在检测器的虚拟环相对于直接平面沿轴向移动了检测器宽度的一半的情况下采集的。对于具有 n 个探测器环的扫描仪,这导致在轴向上总共有($2n-1$)个图像平面。因为交叉平面从两条不同的响应线接收数据,所以它们的灵敏度大约是直接平面的两倍(因此是计数率的两倍)。它们也是"X"形的,但这种失真的量太小,无法产生实际效果,除了在 FOV 的外围,这会导致轴向上的额外模糊。

(二) 3D 扫描模式

2D 模式无法探测到任何倾斜度超过最大可接收环差[通常为 ±(2 或 3)个环]的光子,因为许多潜在有效重合事件的湮灭光子会被隔膜吸收。在 3D 采集模式下,可从 PET 扫描仪中移除晶间隔板,并获得所有可能的响应线的数据。通常,多环 PET 系统具有相对较高的整体灵敏度,灵敏度会提高 4~8 倍;然而,散射光子的数量和单通道计数率也增加了。在使用 3D 采集模式的大脑扫描中,30%~40% 检测到的光子在到达探测器之前会在头部散射。三维采集的轴向灵敏度分布是几何确定的,是一个三角形函数,在 FOV 的中心达到峰值。在 3D 模式中,将感兴趣的结构尽可能靠近轴向 FOV 的中心(图 40-2)。

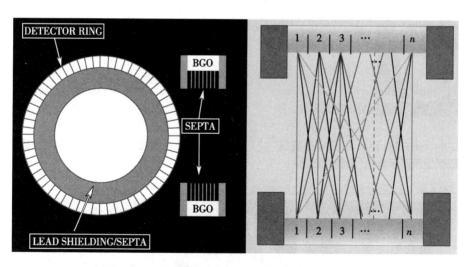

图 40-2　3D 模式下探测器以及隔板(见数字彩图)

三维 PET 数据的重建也更复杂,因为投影数据不仅来自用于二维重建的横向切片,而且来自穿过受试者的许多斜角。因此,在重建过程中必须考虑完整的 3D 图像体积。完全基于三维傅里叶的重建算法和迭代重建算法都可用,但其计算时间大约比二维重建长一个数量级,因为它们涉及三维而不是二维的反投影和计算。目前已经开发了近似的三维重建算法,其使用重建方法将三维数据集简化为二维数据集。

尽管 3D PET 的计算和数据存储需求不断增加,但其灵敏度的大幅提高使其成为所有商业化全身 PET 系统的一种选择。在一些系统中,层间隔膜已经完全消除,只能进行三维采集。目前,所有小型动物和乳房成像系统都以 3D 模式运行。

四、内容与步骤

(一) 2D 采集模式

双击启动 PET 仿真软件,然后单击"PET Brain"图标,进入 PET 脑显像仿真界面。

1. 设置采集参数 设置探测器环半径和探测器单元尺寸,由"R"和"DES"可以自动得到探测器个数。设置探测器环数为 9,设置肿瘤层面为 97 和肿瘤设置个数为 3,设置数据采集时间为 15s(图 40-3)。

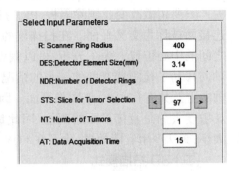

2. 选择采集模式 选择"SEPTA out",探测器环的编号为"123456789";当选择"SEPTA out"时,隔膜伸出来,只有同一探测器环才能接收到平行断面内的光子对,最后得到与探测器环数相同的 PET 图像(图 40-4)。

图 40-3 脑显像模块参数设置区

3. 设置肿瘤 单击"Set Tumor"按钮后,鼠标放置在选定层面内的活度图上,按住鼠标左键画矩形框,画好后松开鼠标;然后选定另一个位置画矩形框。当设定肿瘤数量的矩形框都画好后,会自动显示包含肿瘤的活度图(图 40-5、图 40-6)。

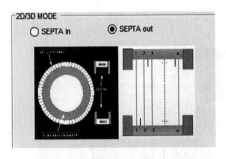

图 40-4 SEPTA in/out 选择设置区
及获取图像断面示意图(见数字彩图)

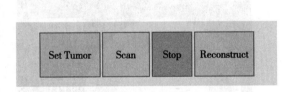

图 40-5 脑显像模块的操作功能按钮

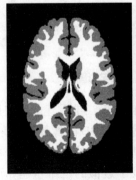 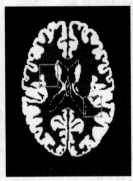 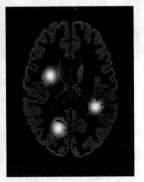

图 40-6 组织结构图,活度图上的肿瘤设置和包含肿瘤的活度图

4. 数据采集与重建 设置好肿瘤后,单击"Scan"按钮,可以开始进行数据采集。数据采集完成后,原始数据显示在"Sinogram"区内。单击"Reconstruct"按钮重建得到图像,并显示在"PET Image 图像"区内(图40-7)。

5. 查看 2D 模式下的数据/图像 图示为9个探测器环下的选择面板,对角线上的11、22、33、44……分别对应第1、2、3、4……环的层面数据和图像;21表示左侧第二环和右侧第一环连接对应的层面;12表示左侧第一环和右侧第二环连接对应的层面;其余类推(图40-8)。

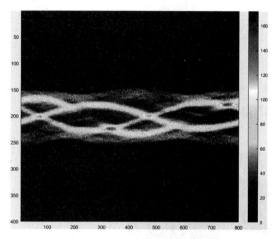

图 40-7 脑显像模块的正弦图显示(见数字彩图)

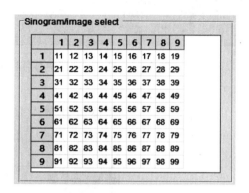

图 40-8 断层选择面板

6. 数据记录 记录并显示 11、22、33、44、55 层面的正弦图和重建图,查看 21、32、43 层面的正弦图和重建图。

(二)3D 采集模式

1. 数据采集 不改变扫描参数,选择"SEPTA in"即 3D 采集模式,然后设置肿瘤,并进行采集和重建,见图 40-2 所示。

2. 数据记录 查看 3D 模式下的数据/图像,可选中绘图区上方的归一化(Normalized)选择框,记录并显示 11、22、33、44、55、21、12、43、34 层面的正弦图和重建图。

3. 3D 重构 选择肿瘤区域,可将肿瘤进行 3D 重构并立体显示和三维旋转。

单击菜单栏 D3 Vision 下面的"D3 vision"后,鼠标变成十字线,将十字线放置在中间层面的肿瘤区中心,并单击鼠标左键,选中肿瘤中心区。此后,会弹出窗口,显示肿瘤的三维立体结构,可旋转观察(图 40-9)。

单击菜单栏 D3 Vision 下面的"D3 rotate"后,可将全部采集区域内的多层图像进行立体动态旋转显示,肿瘤显示为红色区域(数字彩图 40-10)。

五、思考与讨论

1. 3D 显像和 2D 显像的最大区别是什么?

2. PET 扫描如何用于评估脑功能?

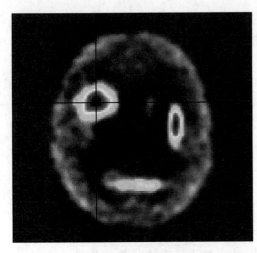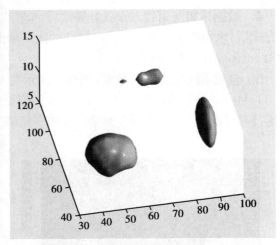

图 40-9 选中肿瘤区中心点后，可显示肿瘤的三维立体重构（见数字彩图）

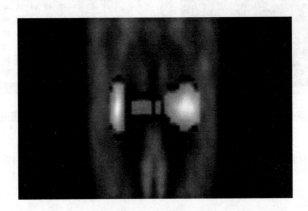

图 40-10 肿瘤区色彩化体旋转显示（见数字彩图）

（董现玲）

附　　录

附录1　仿真软件主界面简介

一、DR仿真实验软件（DR Simulator）

进入DR仿真实验软件,界面如附图1-1所示。点击"DR Radiography Body-position"和"DR Radiography"按钮,可以分别进入DR机房场景模块（DR ROOM）和DR原理与参数设置模块（X-ray Digital Radiation）。

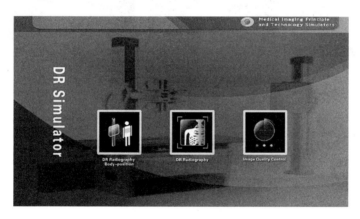

附图1-1　DR仿真实验软件界面（见数字彩图）

1. DR机房场景模块（DR ROOM）　本模块模拟了标准DR检查机房的场景（附图1-2）,包括球管、探测器、受检体、检查床、片架等。球管、片架、探测器、受检体均可在一定范围内上下、左右移动或旋转。只有摆位符合规范,摆位确认正确后才能进行后续曝光。

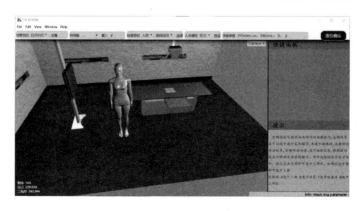

附图1-2　DR机房场景模块（见数字彩图）

2. DR 原理与参数设置模块（X-ray Digital Radiation） DR 原理与参数设置模块界面包含了"Imaging"和"Physics"两个标签页。

（1）"Imaging"标签页："Imaging"标签页的左侧为参数设置区（附图 1-3），从上到下分别为焦点大小选择（"Focal Size"），曝光参数设置（"Parameters Input"），固有滤过与附加滤过（"Inherent Filtration"和"Added Filtration"），样品设置（"Sample Selection"，包括测试项目、检查部位和摆位情况），信息登记（"REGISTER"）和曝光按钮（"EXPOSURE"）。

"Imaging"标签页的右侧为图像显示区，可以显示曝光后的图像。

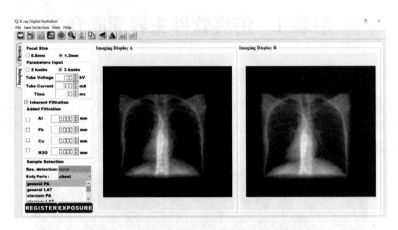

附图 1-3 "Imaging"标签页（见数字彩图）

（2）"Physics"标签页："Physics"标签页中包括 X 线能谱曲线（"X-ray energy spectrum Display"），测试结果显示［"Measurement Results"，包括球管热量变化、曝光剂量"Exposure（mR）"、空气比释动能"Air Kerma（μG_y）"等］和历程测试结果列表（"Exposure data table"），如附图 1-4 所示。

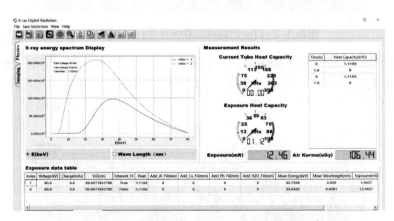

附图 1-4 "Physics"标签页（见数字彩图）

二、CT 实验软件（CT Simulator）引导界面

CT Simulator 引导界面如附图 1-5 所示，包括笔形束 CT 成像原理、扇形束 CT 成像原理、数字人 CT 成像、CT 模型控制等 4 个模块图标，点击相应图标可以打开相应子模块。

笔形束 CT 成像原理子模块界面如附图 1-6 所示，主要包括：数据采集参数控制区、重建参数控制区、样品选择等功能区。附图 1-7 所示为文件下拉菜单和颜色下拉菜单，可以用于文件读出和保存，以及 3D 展示的伪彩化色系调整。附图 1-8 所示为用于实验的样品模板。

扇形束 CT 成像原理子模块界面如附图 1-9 所示。主要包括：数据采集参数控制区、重建参数控制区、样品选择等功能区。

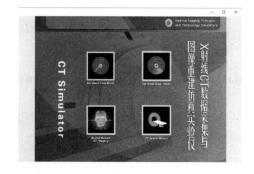

附图 1-5　CT 仿真软件主界面（见数字彩图）

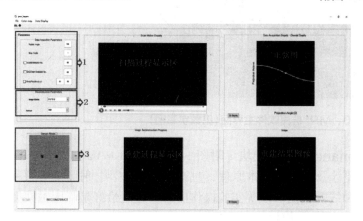

附图 1-6　笔形束扫描模块操作界面

1.数据采集参数控制区；2.重建参数控制区；3.样品选择（见数字彩图）。

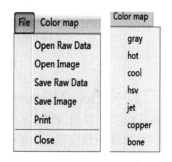

附图 1-7　文件下拉菜单与颜色系下拉菜单

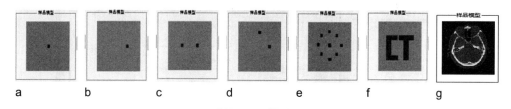

附图 1-8　样品图

a.样品 1；b.样品 2；c.样品 3；d.样品 4；e.样品 5；f.样品 6；g.样品 7（见数字彩图）。

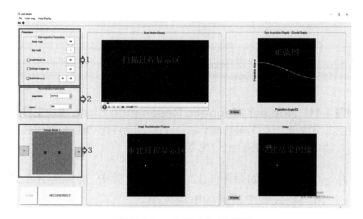

附图 1-9　扇形束扫描界面

1.数据采集参数控制区；2.重建参数控制区；3.样品选择（见数字彩图）。

三、MRI 仿真软件(MRI Simulator)

Minitype MRI Simulator 软件由三大功能模块组成,如附图 1-10 所示。分别是 Nuclear Magnetic Resonance Basic 模块、MR Imaging and Artifacts 模块、Relaxation Meter 模块。

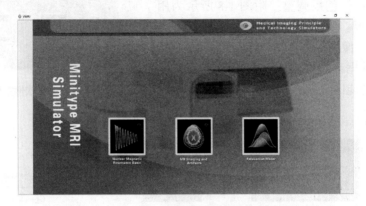

附图 1-10　MRI 仿真软件主界面(见数字彩图)

1. Nuclear Magnetic Resonance Basic 模块　附图 1-11 为 Nuclear Magnetic Resonance Basic 模块主界面,该模块功能主要涉及磁共振基本原理,包括 FID 信号检测、射频中心频率确定、射频脉冲角度确定、电子匀场和线圈调谐匹配等实验操作内容。这些恰好是临床磁共振预扫描需要的操作,因此该模块可称为预扫描模块。

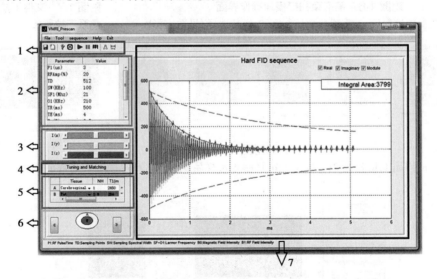

附图 1-11　Nuclear Magnetic Resonance Basic 模块主界面
1. 工具栏;2. 参数设置区;3. 匀场调节区;4. 自动调谐匹配功能;5. 组织选择;6. 组织模板;7. 信号采集及频谱显示区(见数字彩图)。

模块的区域 3 为匀场调节区,如附图 1-12 所示,本实验中,虚拟的 3 个进度条 $I(x)$、$I(y)$、$I(z)$ 分别代表 x、y、z 三路匀场线圈中所通的电流大小。

在预扫描主界面上点击 "Turning and Matching" 按钮,进入调谐和匹配功能界面,如附图 1-13 所示。操作者可以通过设置射频线圈的直径、线径、匝间距、圈数等参数得到线圈的电路

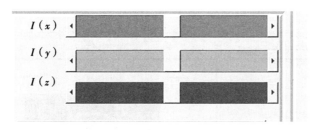

附图 1-12　Nuclear Magnetic Resonance Basic 模块的匀场调节区

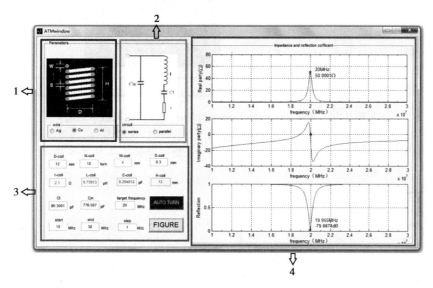

附图 1-13　调谐匹配仿真功能模块界面

1. 线圈材料设置区；2. 线圈谐振电路选择区；3. 参数设置区；4. 阻抗特征和反射系数显示区（见数字彩图）。

参数，自动计算出目标工作频率下探头的调谐电容和匹配电容值，同时给出射频线圈的阻抗特征以及 Q 值情况。

2. MR Imaging and Artifacts 模块　MR Imaging and Artifacts 模块不仅提供了成像原理实验，包括各种基本成像序列的选择、序列参数调整对图像对比度的影响、磁共振原始数据采集、K 空间填充过程、图像重建等流程实验；同时可以进行成像技术实验，包括不同样品模板下的基本权重像、脂肪抑制像、水抑制像、反弹点成像技术、半傅里叶扫描技术等实验。附图 1-14 为虚拟成像和伪影分析界面。

附图 1-14 左侧中下部 5 区为实验样品区，实验所用的是脑脊液脂肪矩形样品区、脂肪和脑脊液试管样品、脑组织样品、脊柱样品、一维成像模型等。界面中间部分为信号实时显示区。信号采集完成后可显示 K 空间填充图像，点击"傅里叶变换"按钮可获取频率编码图像。

附图 1-15 为实验参数设置区，可任意开放式调节图像参数。包括：相位编码梯度（G_y）、频率编码梯度（G_x）、采样谱宽（SW）、序列扫描重复时间（T_R）、相位编码步数（NE）、信号采样点数（TD）、相位编码时间（D_y）、回波时间（T_E）、翻转角度（α）、反转时间（T_I）、回波个数（ETL）等。将鼠标悬停在参数标识上，会弹出参数的中文含义。

3. 虚拟 MRI 数字图谱软件界面　软件主界面如附图 1-16 所示，具体功能参见软件使用说明书。

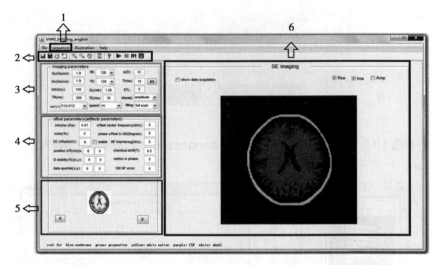

附图1-14　MR Imaging and Artifacts 界面（见数字彩图）

1. 序列选择；2. 工具栏（保存图片、保存数据、打开、新建、放大、缩小、移动、灰度条、帮助；扫描、暂停、图像重建、退出软件）；3. 实验参数设置区；4. 伪影参数设置区；5. 实验样品区；6. 信号、K 空间及图像显示区。

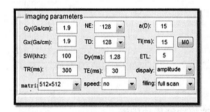

附图1-15　MR Imaging and Artifacts 模块的参数采集设置区

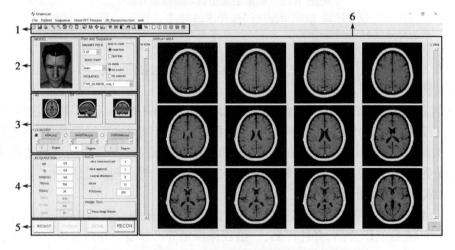

附图1-16　虚拟 MRI 图谱扫描软件界面（见数字彩图）

1. 工具栏；2. 部位和序列选择；3. 断面及倾斜角度设置；4. 成像参数设置；5. 功能按钮；6.K 空间数据和图像显示。

4. Relaxation Meter 模块　Relaxation Meter 模块界面如附图 1-17 所示。序列参数设置区如附图 1-18 所示，主要有：① max TW（ms）：等待时间最大值，即 IR 序列中，180°射频脉冲到 90°射频脉冲之间的时间差的最大值，或 SR 序列中，第一个饱和脉冲到第二个 90°射频脉冲之间的时间差的最大值；② Num TW：TW 的取值个数，即 IR 序列或 SR 序列的周期数；

③ Space mode：TW 的布点模式，log space 对数均匀布点，line space 线性均匀布点。

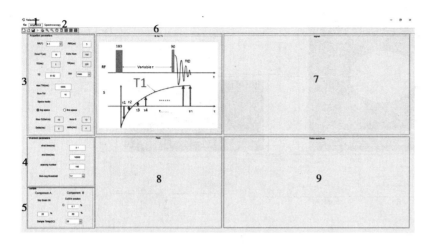

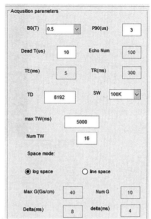

附图 1-17　Relaxation Meter 模块（见数字彩图）

1. 序列选择；2. 工具栏（保存图片、保存数据、打开、新建、放大、缩小、移动、灰度条、帮助、扫描、暂停、图像重建、退出软件）；3. 序列参数设置区；4. 反演参数设置区；5. 样品设置区；6. 序列时序图显示区；7. 原始数据显示区；8. 峰点显示区；9. 反演谱图显示区。

附图 1-18　IR 序列和 SR 序列的参数设置区

四、PET 仿真实验软件（PET Simulator）

1. 引导界面　PETSim3.0 版本引导界面如附图 1-19 所示。鼠标单击 3 个图标可以分别进入正电子湮灭过程、PET 原理和 PET 脑显像 3 个子模块。

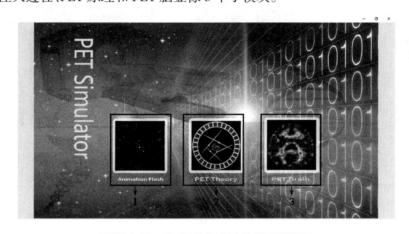

附图 1-19　PET 仿真实验软件引导界面

1. 正电子湮灭过程动画演示模块；2.PET 原理仿真模块；3. PET 脑显像模块。

2. 正电子湮灭过程子模块界面　正电子湮灭过程子模块可通过设置不同的探测几何条件以及放射性药物浓度、时间窗，观察随机产生的正电子随机运行一段距离后产生湮灭效应，生成方向随机的光子对，并被探测器环上的相对探测器检测分别形成电脉冲输出，当电脉冲落在时间窗之内时，形成一个符合输出，并在正弦图中填充为一个数据点的整个微观过程。具体包括 5 个界面功能区域，如附图 1-20 所示。

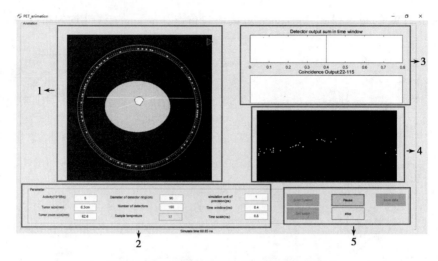

附图 1-20 动画演示模块界面（见数字彩图）

1.肿瘤绘制区；2.参数设置区；3.符合探测演示区；4.正弦图填充区；5.系统功能区。

3. PET 原理子模块界面 仅从微观过程实现 PET 正弦图的逐个数据采集，时间会很长。PET 原理子模块通过批量随机产生正电子湮灭并实现正弦图数据填充和图像重建过程，可开展不同样品模型下的 2D 数据采集和图像重建过程的可视化实验。如附图 1-21 所示，子模块界面包括 8 个界面功能区域。

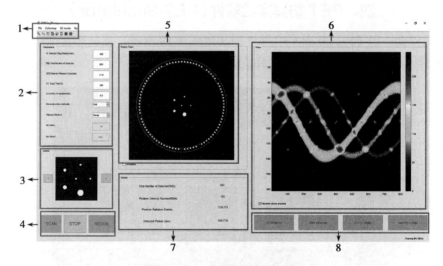

附图 1-21 原理仿真模块界面

1.工具菜单栏；2.参数设置区；3.样品选择区；4.系统扫描区；5.动画演示区；6.视图演示区；7.数据统计区；8.系统功能区（见数字彩图）。

4. PET 脑显像子模块界面 该子模块以脑样品为基础，通过勾画肿瘤区（代表放射药物聚集区），从而实现 2D 多层面或 3D-PET 成像可视化实验。如附图 1-22 所示，子模块界面包括 7 个界面功能区域。

5. 图像处理工具界面 该界面主要对仿真 PET 图像进行各种图像测量处理和分析，也可以同时对多次获取的仿真图像进行对比测量分析。如附图 1-23 所示，主要包括 4 个界面功能区域。

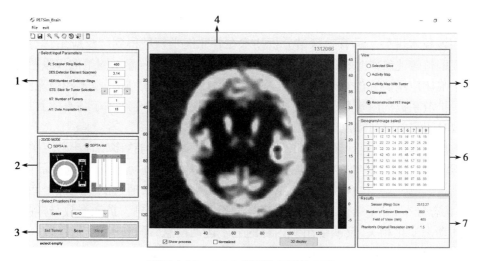

附图1-22　PET脑显像子模块界面
1.参数设置区;2.2D/3D采集模式选择区;3.功能按钮区;4.图像显示区;5.显示模式切换区;6.不同层面图像选择区;7.统计信息显示区(见数字彩图)。

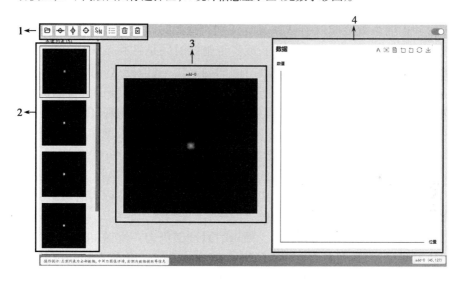

附图1-23　图像处理工具界面
1.工具菜单区;2.图像列表区;3.图像显示区;4.数据绘制区(见数字彩图)。

附录2　磁共振弛豫测时间(分布)测量原理

一、基于弛豫测量的应用

磁共振技术已经被广泛应用于医疗和分析化学领域。医疗领域中主要利用磁共振技术进行医学影像诊断,分析化学领域中主要利用磁共振技术检测原子核核外电子分布情况,产生与分子化学式结构相对应的谱,即磁共振波谱。与上述两个应用追求高场强不同的是,近年来低场磁共振逐步进入石油工业、橡胶工业、食品、农业、纺织、建筑材料、多孔介质等多个领域,逐渐形成新的分析测试技术,即低场磁共振弛豫谱分析技术。该技术具有快速、无损、运维成本低、对操作人员的健康和环境无影响等诸多优点,许多原来采用传统检测方法的应用目前都在探索采用该技术进行。尽管弛豫谱分析技术在各非医学领域得到广泛应用,但弛豫时间测量序列是理解核磁弛豫概念和医学成像序列的基础,也是理解核磁不同弛豫权重图像的基础。目前正处于临床应用研究的火热状态的定量磁共振技术,也正是 MRI 技术和弛豫测量技术结合的珍品。扩散系数的测量是 DWI 成像的基础。因此,这里将介绍基于仿真磁共振弛豫谱分析仪的弛豫时间测量序列和弛豫谱。

横向弛豫时间 T_2、纵向弛豫时间 T_1、扩散系数 D 三个参数与许多物性参数有关,因此可以利用磁共振技术检测得到 T_2、T_1、D 的分布信息,进行物性分析。弛豫时间与样品内含有磁性核分子的结构、大小、均匀性程度、相互结合状态等参数相关联,通过测量弛豫时间,可以分析样品成分、状态分布、分子结合、分子铰链等与之相关的应用信息。扩散系数与样品内含有磁性核分子的动态变化相关,反映了组织内部的分子运动信息,通过测量扩散系数,可以分析检测分子的流动、渗透、扩散方向等与之相关的应用信息。另外,对于一些本身不含有磁性核,但样品内部含有不同孔隙分布的样品(统称为多孔介质,如建筑材料、土壤、岩心等),可以通过外部灌注磁性核样品,根据磁性核样品所处孔隙环境差异导致的弛豫时间差异或扩散差异来间接检测样品的孔隙情况,从而分析其性能。

弛豫时间和扩散系数之间既有联系又有区别。弛豫时间受到磁共振实验条件(如 B_0)的影响,扩散是不依赖于实验条件而定义的,或者说弛豫时间是磁共振领域的概念,扩散则是一个通用概念。扩散是影响组织磁性核弛豫时间的因素之一,但把这种因素的影响单独剥离出来,有助于从扩散的角度去分析样品的信息,因此逐步成为一种重要的分析测试参数。由于弛豫时间与样品所处的物理环境如温度、压强直接相关,通过改变物理环境,可以研究样品的分子动力学变化特性,因此基于弛豫时间的应用往往结合变温或变压条件来进行。

值得一提的是,低场磁共振弛豫谱技术使用的也是波谱,例如一维 T_2 谱、T_1 谱、D 谱、二维谱等,相对于 MRS 波谱技术横坐标显示的频率不同,弛豫谱的横坐标为 T_2、T_1、D 等具体参数值,可统称为时域谱;依靠时域谱来进行成分检测的磁共振技术被称为时域磁共振技术,故磁共振弛豫谱技术也被称为时域磁共振技术。

虽然目前时域磁共振技术应用中广泛采用的时域谱仍为一维谱,但是随着弛豫谱技术的发展与应用的不断深入,研究者们发现在使用一维谱时,经常会出现模棱两可的情况。当不同峰的位置比较接近时,峰的交叠情况严重,无法明确进行界定。二维谱比一维谱具有更好的组分区分能力,同时,二维谱中涵盖了一维谱的所有信息,通过引入恰当的第二依据成分界定和定量操作,使结果更加直观、可靠。二维谱的出现大大提高了磁共振弛豫谱技术的精度和鲁棒性,从一维向二维发展是磁共振弛豫谱技术的发展趋势。NMRelaxSim 模块结合低场磁共振技术发展热点,提供了 T_2-T_1、T_2-D 二维谱的仿真测量。

二、基本原理与方法

低场磁共振弛豫谱分析技术可以分为数据采集和弛豫谱反演两个过程。

1. 数据采集　无论是获得纵向弛豫时间 T_1、横向弛豫时间 T_2、扩散系数 D 还是二维谱,数据采集的方法是利用不同的磁共振序列采集信号,目的是得到按照一定规律变化的原始磁共振 FID 信号或回波信号。从算法角度来讲,数据采集过程的本质是为了构造不同的 kernel 系数矩阵 K 用于弛豫反演。根据测量目标的维数,可以把 NMRelaxSim 软件支持的数据采集序列分为两类,即一维采样序列和二维采样序列。一维采样序列包括 IR、SR、CPMG、PGSE;二维采样序列包括 PGSE-CPMG、IR-CPMG。

2. 弛豫谱反演　原始磁共振 FID 信号或回波信号是待测样品中所有弛豫及扩散信息的叠加,无法对物质组分进行区别,必须采用数学手段处理后才能对信号进行正确解释和应用,即从观测的磁共振信号中求出各个弛豫组分的时间及其幅度,这个数据处理过程称作反演。如附图 2-1 所示。

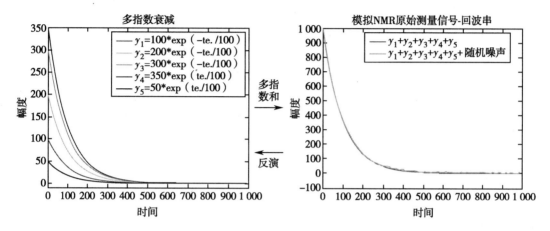

附图 2-1　NMR 信号构成以及反演关系(见数字彩图)

以横向弛豫为例,检测的磁共振信号 $y(t)$ 是多种横向弛豫分量共同作用的结果,存在多种单指数衰减过程,它与弛豫时间谱之间满足如下积分关系:

$$y(t) = \int_{T_{2min}}^{T_{2max}} f(T_2) e^{-\frac{t}{T_2}} dT_2 + \varepsilon(t) \tag{附 2-1}$$

式中 $y(t)$ 为 t 时刻的信号强度; $f(T_2)$ 是未知的以 T_2 衰减的组分的幅度; T_{2min}、T_{2max} 是测得的衰减回波信号所能分辨的最短和最长弛豫时间,一般 $T_{2min}=0.1ms$, $T_{2min}=10\,000ms$; $\varepsilon(t)$ 表示随机噪声。

对附 2-1 式进行离散化后再转化成矩阵运算表达式为:

$$y=A\cdot x+\xi \tag{附 2-2}$$

其中, $y=(y_1,y_2\cdots\cdots y_n)^T$ 为测量的自旋回波的衰减信号; $A=[\exp(-t_i/T_{2j})]_{n\times m}$,为 $n\times m$ 矩阵, $(n>m)$; $x=(x_1,x_2\cdots\cdots x_m)^T$ 为弛豫时间 T_{2j} 对应的各点的幅度值; $T_{2j}(j=1,2\cdots\cdots m)$ 为预先设定的 T_2 布点,考虑到谱的覆盖范围从 0.1ms 到 10\,000ms,超过 3 个数量级,随着时间的增大,信号基本衰减完毕, T_2 组分会减少,因此 T_2 采用先疏后密的对数均匀布点; ξ 表示随机噪声。

附 2-2 也可表示为更直观的如下矩阵形式。

$$y=\begin{bmatrix} y_1 \\ y_2 \\ \vdots \\ y_n \end{bmatrix}, \quad A=\begin{bmatrix} \exp\left(-\dfrac{t_1}{T_{21}}\right) & \exp\left(-\dfrac{t_1}{T_{22}}\right) & \cdots & \exp\left(-\dfrac{t_1}{T_{2m}}\right) \\ \exp\left(-\dfrac{t_2}{T_{21}}\right) & \exp\left(-\dfrac{t_2}{T_{22}}\right) & \cdots & \exp\left(-\dfrac{t_2}{T_{2m}}\right) \\ \vdots & \vdots & & \vdots \\ \exp\left(-\dfrac{t_n}{T_{21}}\right) & \exp\left(-\dfrac{t_n}{T_{22}}\right) & \cdots & \exp\left(-\dfrac{t_n}{T_{2m}}\right) \end{bmatrix}, \quad x=\begin{bmatrix} x_1 \\ x_2 \\ \vdots \\ x_m \end{bmatrix}, \quad \xi=\begin{bmatrix} \xi_1 \\ \xi_2 \\ \vdots \\ \xi_m \end{bmatrix}$$

因此,y 为测量数据,A 为弛豫时间矩阵,ξ 为噪声项,需要求解的是 x,即不同弛豫时间组分的幅度,即弛豫谱。因此在上述矩阵中,通过测量得到的数据结果 y(内禀包含噪声 ξ)以及设置的弛豫时间矩阵,求解 x 的过程就是弛豫谱反演。基于测量结果,反求原因,故名反演。弛豫谱反演是一种纯粹的数学求解方法,精确、快速且噪声容忍程度高、鲁棒性强的弛豫谱反演算法是目前的研究热点和难点。常用的方法有奇异值分解(SVD)反演算法、非负最小二乘法(NNLS)反演算法、同步迭代代数重建算法(SIRT)、遗传算法(GA)等。

医学 MRI 定量成像中,将人体组织看成是一个个的立方体体素,每个体素被认为是同一种组织,因此在反演该体素的弛豫时间时,只需要对每个体素都进行简单的单指数弛豫反演,即可得到宏观区域内的弛豫时间分布,即 MRI 定量成像。

与之不同的是,在磁共振弛豫谱分析领域中,不对样品进行空间区分,把整个样品认为是一个体素,但是该样品中混杂着多种组分,因此需要进行多指数弛豫反演,或者其他更复杂的反演算法得到其弛豫分布。